Dietrich Gümbel

Aromatische Pflanzenpflege

Dietrich Gümbel

Aromatische Pflanzenpflege

Aromatherapie für Pflanzen in Haus- und Zimmergarten, Obst-, Gemüse- und Landbau

OLV Organischer Landbau
Verlagsgesellschaft mbH

OLV
Fachverlag für
Garten und Ökologie

Die Deutsche Bibliothek – CIP-Einheitsaufnahme
Gümbel, Dietrich:
Aromatische Pflanzenpflege : Aromatherapie für Pflanzen in Haus- und Zimmergarten, Obst-, Gemüse- und Landbau / Dietrich Gümbel. – Xanten : OLV, Organischer Landbau-Verl.-Ges., 2001
ISBN 3-922201-40-7

In neuer deutscher Rechtschreibung!

lizensiert für die OLV Organischer Landbau Verlagsgesellschaft mbH,
Postfach 11 39, D-46509 Xanten; E-Mail: info@olv-verlag.de;
Internet: www.olv-verlag.de
Satz: OLV Organischer Landbau Verlagsgesellschaft mbH
Illustrationen von Ushie Dorner und Dr. Dietrich Gümbel
Druck: Interpress
ISBN 3-922201-40-7

Inhalt

Der Weg zum Geist
führt durch den Garten der Sinne.

– Östliche Weisheit –

Vorwort

Wieder ist Frühjahr und wir fangen an zu säen und zu pflanzen, und dabei sind wir in der Erwartung, dass alles gut wächst und daraus sich eine gute Ernte entwickelt. Alles machen wir im Einklang mit der Natur. Wo es möglich ist, bedienen wir uns der Mischkultur und mit allen Pflegemaßnahmen gehen wir behutsam um, damit Boden und Pflanzen nicht in ihrem natürlichen Rhythmus gestört werden. Wir sehen zuerst das Ganze und fügen mit feinem Gespür die Teile hinzu, damit der natürliche Kreislauf erhalten bleibt. Wir sind Dirigenten, die den Stab mitschwingen, damit das Orchester die schönsten Melodien hervorbringt.

Wir haben durch die Aromatische Pflanzenpflege die Möglichkeit, etwas ganz Feines mit hineinzugeben und mitschwingen zu lassen, was uns die Natur durch die Heilkräuter schenkt. Es sind die Heilkräuter-Essenzen, der Duft der edlen Heilpflanzen. Es ist das Feinste, was uns die Natur gibt, womit wir ganz bewusst, durch die Aromatische Pflanzenpflege, unsere Kulturpflanzen gesund erhalten und unsere natürlichen biologischen Systeme ausgleichen können.

Von Natur aus würden ja jetzt in unseren Gärten und Feldern zwischen den Nutzpflanzen Wildkräuter wachsen, die ausgleichend wirken wollen für den Boden und für die Pflanzen, aber zuviel Bodenraum beanspruchen und Schatten werfen, sodass wir sie wegnehmen, um der Nahrungspflanze ganz den Standraum zu geben. Nun haben wir es in der Hand, mit den Heilkräuter-Essenzen diesen Kräuterentzug wieder auszugleichen und die gesunde Mischkulturwirkung wieder herzustellen. Womit die Pflanzen sich schon seit ihrem Erscheinen auf der Erde harmonisieren und gesund und kräftig erhalten und die Menschen sich seit Jahrhunderten heilen, machen wir es jetzt aus der Erkenntnis ganz liebevoll nach. Wir führen unseren Kulturpflanzen feinstoffliche Kräfte zu, mit denen wir ihre Abwehrkraft stärken, die Qualität verbessern, die Gesundheit erhalten und gute Erträge sichern.

Wir nehmen den Saft der Erde, das Wasser, was ähnlich wie die Essenzen einem Kreislauf unterliegt, indem es immer wieder verdunstet und zum Himmel steigt und wieder mit dem Regen herunterfällt auf die Erde, zum Wachstum und Gedeihen unserer Pflanzen. So entstehen die Heilkräuter-Essenzen durch die Destillation, ein ähnlicher Prozess, durch die Verdunstung und Abkühlung von Wasser. Nur wird beides gemischt, ätherische Öle und Wasser, und damit besprühen und beduften wir unsere Kulturpflanzen. Dieser Prozess der Destillation vollzieht sich auch laufend in der Pflanze. Mit Hilfe der Sonne lösen sich ätherische Öle und verdunsten mit Wasser und wir riechen das Wesen der Pflanze. Nun kann man verstehen, dass dadurch die gesamte Kraft der Heilpflanze in den ätherischen Ölen vorhanden ist.

Mit der Aromatischen Pflanzenpflege wird die Heilung vollzogen, in dem die Essenzen der Heilkräuter aus den entsprechenden Organen in Kontakt kommen mit den entsprechenden Organen unserer Nutzpflanzen; so entsteht eine innige sich ausgleichende harmonische Einheit.

Ein wohl durchdachter, ewig fruchtbarer Kreislauf des Lebens, der immer wieder das Ganze erhält, ohne viele Kräfte zu vergeuden. Hierfür hat uns *Dr. Gümbel* mit seiner Aromatischen Pflanzenpflege etwas in die Hand gegeben, womit wir mit einstimmen können in den großen Chor der Natur.

Als ich die erste Schrift über Aromatische Pflanzenpflege gelesen hatte, war ich voller Hoffnung, dass die Methode sich schnell verbreiten würde und ich erahnte, welchen großen Beitrag hiermit für die Weiterentwicklung des biologischen Garten- und Landbaus Dr. Gümbel ermöglicht hatte. Sollte es nicht gerade für uns ein Ansporn sein, weiter im Buch der Natur zu lesen und das neu Erkannte in die Praxis umzusetzen?

Dieses neue Buch wird jedem Leser dazu den nötigen Impuls geben und die Begeisterung wecken.

Hans Friedrich Wolff
Eilum, im April 2001

Schöpferische Landwirtschaft

Schöpfung ist Gestaltung
und formt
den Kristall,
die Pflanze
das Tier
und
den Menschen.

Gestaltung ist Geist
die der Mensch
als Mitschöpfer
in sich liebend erfährt
um
die Natur zu gestalten.

Krankheit bei Menschen,
Tieren, Pflanzen und Böden
ist Umgestaltung zur
Neuschöpfung.

Die Schöpfung –
ein Spiegel des Geistes –
verkörpert im Nenschen,
der beides vereinigt
und
mitgestaltend erfährt
die Schöpfung
des
MENSCHEN

D. Gümbel, 4. Mai 2001

Kosmische Landwirtschaft

Die Resonanz von Boden, Pflanze und Tier und die Bedeutung der Duftstoffe

Pflanzen sind Wesen, die nur rein vegetativ in Erscheinung zu treten wagen.

Die Pflanze verbindet durch ihr Wachstum und ihre Entwicklung die mineralische Schöpfungsebene (Boden und Gesteine), mit der der Pflanze (Vegetation) und der des Tiers (Tierwelt). Sie »pflanzt sich fort«, indem der Same oder der Ableger oder der Steckling in die Erde kommt, was die Voraussetzung für eine erste Wurzelbildung und damit überhaupt für die Entwicklung einer neuen Pflanze ist. Will sich die Pflanze vermehren, will sie sich fortpflanzen können, muss sie sich mit der Erde verbinden. Der Fortpflanzungspol ist somit nicht die Blüte (diese nimmt den geistigen Keim als Artbewusstsein im Samen auf) sondern die Wurzel und steht somit in Resonanz zu den menschlichen Fortpflanzungsorganen. (Auf die einander entsprechende Bedeutung der Darmflora und der Wurzelflora bei beiden Geschöpfen muss hier hingewiesen werden.)

Aber auch auf die Scheidenflora für die Gesunderhaltung der Fortpflanzungsorgane und für die Fruchtbarkeit der Frau gehört in diesen Zusammenhang hinein, die in ihrer mikrobiellen Zusammensetzung auch das Schicksal der männlichen Spermien und damit den Erfolg der Befruchtung mit bestimmt.

Den Stoffwechselprozess, den die Mikroorganismen am organischen Substrat vollziehen, nennt man in der Ökologie »Mineralisierung«, was man in der Landwirtschaft auch als »Bodenbildung« bezeichnen könnte. Aus all dem geht hervor, dass die Pflanze in Verbindung mit ihrer Wurzelflora und -fauna der eigentliche Bodenbildner ist! »Boden« entsteht aus dem Stoffwechseldialog zwischen der Schwingungsebene der Pflanzen mit der des Minerals und wird durch das Bodenleben (Edaphon) zu einem lebendigen Substrat aus Mineralien und Mikroorganismen. **Boden ist ein ständiger Prozess, Boden ist die »Verdauung« des organischen Streus durch die Wurzelflora und -fauna der Pflanzen unter Auflösung der Mineralien und Gesteine.**

Die Pflanze verbindet sich über die Wurzel in der Erde also auf das Innigste mit der Schöpfungsebene des Minerals, deren »Mineralien« wesentliche Nährstoffe für sie darstellen.

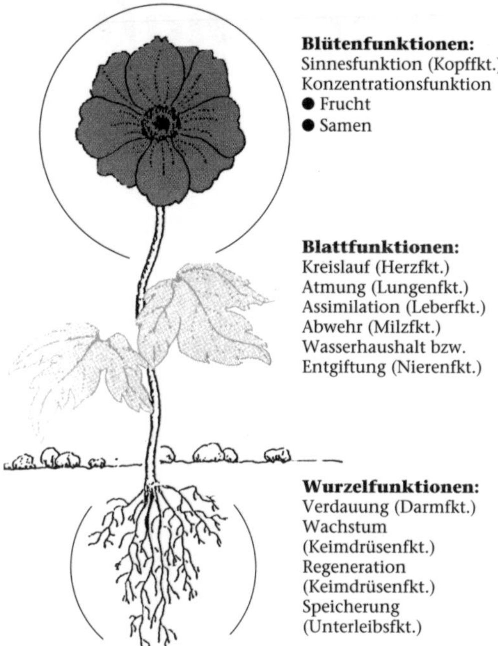

nach D. Gümbel

Und wie wir wissen, ist die Pflanze durch ihre Photosynthese-Tätigkeit als Verbindung von Stoff (Kohlendioxyd und Wasser) und Sonnen-Licht die Gestalt gewordenene Verbindung von Licht und Materie, von Himmel und Erde, dessen wichtigstes Photosynthese-Organ die Blätter sind.

Wie *Goethe* bemerkte, ist das Wesen der Pflanze »ganz Blatt«. Selbst die Blüte entsteht durch eine Umgestaltung und Umfärbung der Laubblätter in bunte Blütenkronblätter, in Kelchblätter, Staubblätter, Fruchtblätter und Narbe. Sie ist eigentlich ein metarmorphosierter, farbig beblätterter, auf einen Punkt hin konzentrierter Spross.

In seiner »Metarmorphose der Pflanze« entwickelte Goethe die Idee einer »Urpflanze« als Urbild aller Pflanzen, die durch unzählige Variationen des »Urthemas« über die Umgestaltung (Metarmorphose) der Urform des Blattes, die ganze evolutionäre Reihe und Vielfalt der Pflanzen-Familien, Gattungen und Arten hervorbringt.

Die Pflanze auf ihrer Schöpfungsebene, wurzelt im Mineralischen (mineralische Schöpfungsebene) und ragt aber mit ihrer Blüte schon in die über ihr liegende Schöpfungsebene des Tiers hinein (siehe Schema oben links).

Die Blüte ist bei den meisten höheren Landpflanzen der wichtigste Ort zur Abgabe und der Verströmung von Duftstoffen an ihre Lebensgemeinschaft (Biozönose), die für viele Tiere als Lockstoffe, als Botenstoffe (gleich Hormone) fungieren. Die wesentliche Bedeutung dieser ökologischen Verbindung ist auf der Seite der Pflanze die Befruchtung und auf der Seite der Tiere ihre Ernährung, um nur die allergröbsten Gesichtspunkte herauszustellen. Man kann aber genauso gut nach der physiologischen Wirkung des betreffenden Pflanzenduftes auf den tierischen Organismus fragen oder auch umgekehrt, nach der Bedeutung der Schwingung der mechanischen Bewegung des Insektenflügels (z.B. einer Biene) oder nach der Wirkung der Duftschwingung des Bienengiftes auf die Wachstumsgestaltung der bestäubten Pflanze selbst.

Es sind aber nicht nur Insekten, die sich von den Blüten, Früchten und Samen der Landpflanzen ernähren, sondern auch Säugetiere und Vögel, bei denen sich die gleiche Frage stellt. Natürlich fressen die Tiere auch Blätter und Wurzeln der Pflanze und haben in diesen Organen auch ihre Duftstoffe eingelagert, die sie an ihre ganze Lebensgemeinschaft (Biozönose) an ihrem Standort (Ökotop) verströmen. Doch bei der Blüte kommt der Gesichtspunkt der Befruchtung als alles überragendes Moment dazu. Es sind die Tiere, die ganz wesentlich zur Befruchtung der Pflanzen beitragen und damit ihren Fortbestand und ihre genetische Vielfalt sichern. Welches ist aber der eigentliche evolutionäre Impuls, den die Tiere den Pflanzen geben und der offenbar so wichtig für ihre Fortpflanzung ist?

Oder anders gefragt: Was zeichnet ein Tier gegenüber der Pflanze aus? Als höheres Tier (Warmblütler!!) hat es eine warme gefühlvolle Seele mit einer hohen nicht ortsgebundenen Eigenbeweglichkeit als Ausdruck seines tierischen Bewusstseins. Die Seele eines Tiers offenbart sich nicht nur in diesen Eigenschaften, wie rhythmisch-harmonische Bewegungen zu machen, sondern auch darin feinstoffliche Substanzen, also Düfte (Pheromone), zu bilden, die in anderen Tieren, in Pflanzen und im Menschen gleichfalls »Bewegung« auslösen, sei es als Wachstumsbewegung bei Pflanzen oder als innere emotionate Bewegung bei Mensch und Tier, die sich wiederum in äußerer physischer Bewegung zeigen kann.

Diese Duft-Substanzen nennen wir heute zu Recht äußere Hormone gleich »Ektohormone« (»ekto« griechisch »außen«) oder Pheromone (gleich Dufthormone), denn das Wort »Hormon« leitet sich aus dem Griechischen von »horman« d.h. »in Bewegung setzen, antreiben, anregen« ab. **Heute wissen wir aus der medizinischen Pheromonforschung, dass jeder Duftstoff eine hormonähnliche Wirkung auf den Empfänger (Rezeptor) ausübt, ganz gleich ob es sich dabei um Mikroorganismen, Pflanzen, Tiere oder den Menschen handelt.**

Düfte sind die eigentlichen Bindeglieder zwischen der Welt der Pflanzen und der des Tieres bis hin zum Menschen. Und Düfte sind zutiefst seelische Substanzen, sind feinstoffliche Seelensubstanz des jeweiligen Organismus, der diese ausströmt. Pflanzen sind von ihrem Duft, ihrer Seele eingehüllt, umgeben, während die Tiere diese in ihrem beseelten Inneren ausbilden und nach außen abgeben, was auch für menschliche Pheromone gilt (siehe Schema der Organisation von Pflanze und Mensch, nächste Seite links).

Dass **Düfte seelische Substanzen** sind, kann man an ihren Eigenschaften ablesen: Wissenschaftliche Untersuchungen zu molekularen Grundlagen von Rezeptoren im Riechsystem und Zentralnervensystem von Prof. *Dr. Dr. Dr. med. Hans Hatt* an der Ruhr-Universität Bochum, führten zu seiner entscheidenden Erkenntnis, »dass fast jeder Gemütszustand sich in einem Duft ausdrückt«, und »dass der Individualduft in Zusammenhang steht mit

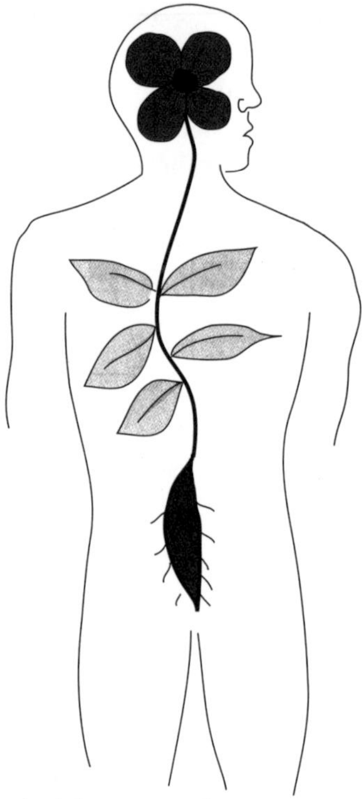

Wirkungsbeziehung von Pflanze und Mensch. Nach D. Gümbel

dem Immunsystem«. Dies sind also gesicherte Forschungsergebnisse.

Wenn wir uns in eine Duftwelt einmal ganz hineinversetzen, gibt es keine Grenzen mehr zwischen der Welt des Mineralischen, des Pflanzlichen, des Tierischen und des Menschen. **Düfte vereinigen die gesamte Schöpfung, sind deren feinstofflicher Gesamtleib!**

Es gibt auch eine Reihe von Hinweisen darauf, dass solche Pflanzen vermehrt Düfte (Aromen bzw. ätherische Öle) bilden, wo symbiontische tierische Organismen oder der pflegende Mensch vermehrt in einen guten Kontakt mit den betreffenden Pflanzen getreten sind. Man kann sich das auf Grund seelischer Resonanzen bis hin zu Kohärenzen (Kohärenz gleich Übereinstimmung der Phase zweier Wellen mit gleicher Frequenz) erklären.

Ich möchte hier besonders auf die Rolle der Bienen und anderen Insekten für den Obstbau hinweisen, oder auch auf die Pflanzen im Garten, die von einem Pflanzenliebhaber betreut werden. In beiden Fällen kann eine Duft- bzw. Aromasteigerung durch optimale ökologische Verhältnisse oder durch menschlichen Zuspruch der Pflanzen beobachtet werden. Pflanzen äußern ihr Wohlbefinden und ihre Freude an der Existenz in mehrfacher Hinsicht: einmal durch ein zügiges Wachstum, eine gesunde Entwicklung, rasche Blütenbildung und durch vermehrte Aromenbildung, sprich Duftabgabe. Es scheint, dass die Tiere eine Art von »Seelsorge« für die Pflanzen betreiben, wenn sie die Pflanzen besuchen und befruchten und es dadurch zu einer erhöhten Ausbildung der pflanzlichen »Seelensubstanz« sprich: ätherische Öl-Produktion kommt. Dies kommt einem »Seelenstärkungsakt« gleich.

Von dieser Sicht aus betrachtet sieht die Beurteilung der berühmten »Täuschung« der Bienenorchis (*Orphrys apifera*), die in der Färbung und Ausgestaltung ihrer Blüte mit dem Lockduft eines paarungswilligen Prachtbienenweibchens (*Euglossa*) die Paarungsbewegung des Prachtbienenmännchens auf der Blüte auslöst und dieses dadurch »unfreiwillig« die Blüte bestäubt bzw. Blütenpollen mitnimmt, ganz anders aus. Hier fällt das alte wissenschaftliche Tausch-Muster von Befruchtungsdienst gegen Nahrungserhalt (Nektar/Pollen) weg. Die Orchidee bietet nämlich nichts Essbares für die Prachtbiene, dafür aber ihren Lockduft, mit der sich das Tier regelrecht einparfumiert und dieses Blütensekret auch in speziellen winzigen Behältern an den Hinterbeinen sammelt. Man fand heraus, dass die Biene mit diesem Blütenduft nicht Weibchen anlockte, sondern nur Männchen, die dadurch ebenfalls zur Paarung mit einem Weibchen stimuliert wurden und wahrscheinlich wie wild auf weitere Bienenorchis »hereinfallen«. Hier drückt sich die ökologische Resonanz von Insektenbestäubung und Blütenbefruchtung in ein und der selben Duftsubstanz aus. Das heißt, diese Substanz dient beiden: der Orchidee zur Anlockung der Prachtbiene und dem Bienenmännchen als Stimulanz zur Befruchtung, was wiederum auch der Bienenorchis zu Gute kommt.

Im Falle der Rose und ihrer Duftstoffe Geraniol, Citronell und Citral zeigt sich eine weitere interessante Resonanz zwischen Pflanzen und Tieren, wenn Hummeln und Ameisen, die die gleichen Substanzen in ihren Alarmstoffen besitzen und folglich von diesen Blüten wie magisch angezogen werden.

Diese Beobachtungen führen mich zu der Vermutung, dass **Pflanzenaromen durch Resonanzen zwischen den betreffenden Pflanzen und den Blüten besuchenden und bestäubenden Tieren entstehen.**

Diese Annahme wird durch die Tatsache unterstützt, dass die meisten industriell unter Glas oder Folie gezüchteten Blumen ihren Duft verlieren. Hier fehlt neben dem vollen Spektrum des natürlichen Sonnenlichts die Resonanz zur Tierwelt durch Blütenbesucher.

Und in diesem Zusammenhang ist es interessant, dass eine der größten aromenbildenden Pflanzenfamilie der Welt, die Lippenblütler (*Lamiaceae* gleich *Labiatae*) mit ihren ca. 3200 Arten über die ganze Erde verteilt, zu der die berühmtesten Heil- und Küchenkräuter gehören wie Rosmarin, Thymian, Minze, Melisse, Lavendel, Salbei, Majoran, Basilikum, und Patschuli, alle von Bienen und Insekten bestäubt werden und wichtige Nahrungspflanzen für die Bienen sind! **In der Tat ist es so, dass die typischen ätherischen Ölpflanzen alle durch Insekten bestäubt werden.**

Pflanzen einer bestimmten Art, die im Vergleich zu anderen Artgenossen besonders stark duften, signalisieren uns damit sensorisch, dass sie sich »seelisch wohl fühlen«. Sie behalten diese »Segnung« nicht für sich, sondern teilen ihn in der Beduftung ihrer gesamten Umwelt mit und regen dadurch andere Organismen auf hormonellem Wege und ihrem artspezifischem Charakter entsprechend an.

Man kann auch sagen: Je höher die Schwingung einer Duftpflanze, um so stärker duftet sie, um so mehr ätherische Öle produziert sie. Wir kennen diese Unterschiede von den duftlosen langstieligen Zuchtrosen im Blumenhandel bzw. von den viel vitaleren duftigen Rosen aus dem Garten her.

Man kann hier auch ein Beispiel aus der Physik anführen: Je mehr Energie ich einem festen Stoff zuführe, desto eher geht er in den neuen flüssigen Aggregatzustand über, und je mehr Energie wiederum dem flüssigen Stoff zugeführt wird, desto eher geht er in den gasförmigen Zustand über, der hier der Verdunstung von ätherischen Ölen der Pflanze entspricht. Eine Energiezuführung ist physikalisch immer zugleich auch eine Schwingungserhöhung. Daraus folgern wir: **Je stärker eine Pflanze ätherische Öle verströmt, desto höher ist ihre Schwingung.**

Jede Schwingung, sei sie physikalisch, seelisch-emotional oder geistig-mental, wirkt sich immer auf unsere Umwelt aus. So auch der Gesang der Vögel. Er hat eine physiologische Wirkung auf das Pflanzenwachstum, so wie die Musik oder eine Klangtherapie auf den menschlichen Organismus. Dafür hat uns *Theodor Storm* ein tief empfundenes poetisches Beispiel für die Schwingungsresonanzen zwischen Tieren und Pflanzen geliefert:

Die Nachtigall

Das macht, es hat die Nachtigall
Die ganze Nacht gesungen;
Da sind von ihrem süßen Schall,
Da sind in Hall und Widerhall
Die Rosen aufgesprungen.

– 1. Strophe –

Der arttypische Duft und die Duftstärke einer Pflanze ist somit ein überaus signifikantes Merkmal für die Vitalität und Qualität einer Pflanze.

Wir brauchen dabei nur an unser tägliches Gemüse in der Küche zu denken und an das Aroma der Speise, die wie zu uns nehmen. Wenn Essen und Trinken »Leib und Seele zusammenhält« wie man im Deutschen sagt, dann steht der Duft und Geschmack des Essens für die Seele. Und wenn der Duft oder Geschmack weitgehend fehlt oder schlecht ist, möchte sich die Seele am liebsten wieder vom Leib trennen, steht es mit der Verbindung von Leib und Seele nicht zum Besten! Damit sind günstige Grundbedingungen für Erkrankungen gegeben, denn ein »Nicht-Wohlbefinden« schwächt automatisch das Immunsystem.

Aber auch Pflanzen, die von ausgesprochenen »Duftpflanzen« sprich: »ätherischen Öl-Pflanzen« umgeben sind, werden vermehrt zur eigenen Duftproduktion angeregt, wie das in der so genannten Mischkultur bekannt ist oder wie unsere Anbauversuche auf den Kanarischen Inseln mit unseren aromatischen Spritzmitteln gezeigt haben. Dort, auf La Palma, konnten wir mit unseren Spritzungen der **Aromatische-Pflanzen-Pflege** (siehe Seite 71) eine vergleichbar signifikante Erhöhung der ätherischen Öl-Produktion von Heilpflanzen erreichen. Dies könnte man natürlich auch als ein gewisses Konkurrenzverhalten und als Herausforderung für die behandelten Pflanzen selbst betrachten, die sich vom besprühten Duft bzw. der hormonellen Beeinflussung ihrer Artgenossen nicht »übertönen« lassen und sich durch eine Steigerung der ätherische Ölproduktion ihrerseits behaupten wollten.

Die jahrmillionenlangen evolutionären Entwicklungen von Pflanzengesellschaften und Lebensgemeinschaften (Biozönosen) basieren auf der Herausbildung von Resonanzen zwischen den einzelnen Arten, die sich in sich gegenseitig ergänzenden und stärkenden Duftstoffen bzw. **Phytonziden** (Pflanzensekrete) manifestieren.

Auch Menschen, Pflanzen und Tiere kommunizieren miteinander intensiver über Duftstoffe (Pheromone und ätherische Öle) als wir bisher jemals annahmen. Wir leben in einer grenzenlosen gemeinsamen Welt der Düfte, als »Symphonie der Düfte«, als immer währender Duft-Dialog zwischen den Organismen, die sich bei Pflanzen als Wachstumsbewegungen und bei Tieren und Menschen als physische und innere seelische Bewegungen manifestieren.

Man muss aber hier an dieser Stelle einmal feststellen, welchen Gestank wir Menschen heute über die Erde durch unsere industrielle Landwirtschaft, durch Massentierhaltung und chemischer Industrie allen unseren Mitgeschöpfen zumuten, was sicher die Immunlage vieler Organismen nachhaltig beeinträchtigt und ihre Abwehr schwächt.

Aus diesen Zusammenhängen und aus meinen Forschungen bezüglich der ganzheitlichen Wirkungen der pflanzlich-ätherischen Öle auf den Menschen leitet sich die **Aromatische Pflanzen-Pflege** und die **Kosmische Landwirtschaft** ab. **Sie basiert auf organischen, seelischen und geistigen Resonanzen, wobei die ätherischen Öle der Pflanzen eine Schlüsselfunktion haben:**

Pflanzlich-ätherische Öle, diese feinstofflichen, duftenden seelischen Substanzen der Pflanze sind schwingende Moleküle, sind Frequenz-Sender und dienen in der Natur als Schwingungsträger und Schwingungsverstärker des Herkunftsorganismus und des Herkunftsorgans, in dem sie gebildet wurden. **Die Information ihrer Schwingung entspricht der Funktion des entsprechenden Organs aus dem sie stammen, auf allen Ebenen.** Organe mit gleicher oder ähnlicher Funktion stehen einander in »organischer Resonanz«.

Dies entdeckte ich an der Wirkung von Essenzen auf Pflanzen und Menschen zugleich und bezeichnete dies als das **Gesetz der organischen Resonanz**, das eine wichtige Grundlage unserer **Cosmo-Therapie** darstellt. In organischer Resonanz steht somit die Wurzel und das Darmsystem, die Blätter und die Kreislauforgane, die Blüte (Frucht/Samen) und der Kopf (siehe Schema auf Seite 12).
Diese funktionale Information ist als Duftstoff riechbar. Somit ist der Duftstoff Wirkstoff und Informationsträger zugleich. Die Wirkung dieser Essenz-Moleküle besteht im Phänomen des Zusammentreffens mit einem in Resonanz schwingenden Organ oder Organsystem,

in einem funktional entsprechenden Organ in einer anderen Pflanze, im Tier oder im Menschen, die dadurch alle zu Resonanzträgern, sprich: Resonatoren werden.

Die Schwingung oder Frequenz des Duftes eines Salbeiblattes trägt nicht nur die Schwingung der Pflanzenart Salbei, sondern auch die Schwingung eines Pflanzenblattes und stärkt im Prinzip daher als Stimulans alle Blätter von allen Pflanzen dieser Welt. Die Frage ist nur zu welchen anderen Pflanzenarten der Garten-Salbei (*Salbei officinalis*) in Resonanz steht, ob »sie sich riechen können«.

Ich habe mich daher 1986 bei der Begündung der **Aromatische-Pflanzen-Pflege** zu Mischungen von Pflanzenaromen entschieden und damit gute Erfahrungen bei allen von uns behandelten Pflanzen und Gemüsearten gemacht.

Das Gewaltige jedoch ist, dass die Stimmung, das heißt die mentale und emotionale Schwingung des Menschen bzw. des Gärtners oder Landwirts von diesen Essenz-Molekülen in gutem und im schlechten Sinne verstärkt wird. Das bedeutet, dass der Erfolg seines Landbaus von ihm selbst abhängt und ob er in Resonanz mit der Schöpfung und mit seinem Schöpfer steht. Die Quantenphysik hat ja schon längst nachgewiesen, dass die Absicht des Wissenschaftlers den Verlauf des Versuchs vorbestimmt. Nicht anders ist es im Garten- und Landbau. Damit sind Gärtner und Landwirt aufgerufen zum Mitschöpfer an seiner Kulturen und an seinen tierischen Mitgeschöpfen zu werden.

Die Grundregeln der Aromatische-Pflanzen-Pflege (als zu 100.000-fach verdünnte und speziell informierte ätherische Öl-Mischungen) basieren also auf der **organischen Resonanzfunktion von Pflanze zu Pflanze.** Sie lauten:

Blüten (Frucht/Samen)-Öle (Blüten-Pflege) haben nicht nur eine anregende, weil resonante Wirkung auf die Kopforgane des Menschen, sondern natürlich (und das ist viel naheliegender) auf die Blüten(Frucht/Samen)-Bildung anderer Pflanzen. Zudem ziehen Blüten (Frucht/Samen)-Düfte vermehrt Insekten für die Bestäubung an (Bienen).

Blatt- und Spross-Öle (Blatt-Pflege) haben nicht nur eine stimulierende weil resonante Wirkung auf die Kreislauforgane des Menschen sondern natürlich auch auf die Blätter und Sprosse anderer Pflanzen.

Wurzel- und Holzöle (Wurzel-Pflege) haben nicht nur eine stärkende weil resonante Wirkung auf die Unterleibsorgane des Menschen sondern auch auf die Wurzel- und Holzbildung anderer Pflanzen und Bäume. Zudem wird das gesamte Edaphon (Wurzelflora und Wurzelfauna als gesamte Kleintierlebewelt im Boden) im Sinne einer symbiontischen Entwicklung angeregt und gefördert (Bodenbildung).

Zu der praktischen Anwendung dieser Gieß- und Spritzpräparate kommen wir später (siehe Kapitel »Duftende Pflanzenpflege in der Praxis«, Seite 50). ✿

Der Schlüssel

Im Sinnlichen
das Übersinnliche zu entdecken
ist der Schlüssel zur neuen Welt.

D. Gümbel, 2001

Die Resonanz zu allen Schöpfungsebenen über die menschlichen Sinne

Wir betrachten nun die Resonanz von Boden, Pflanze, Tier und Mensch zu den höheren Schöpfungsebenen durch die menschlichen Sinne. Ich möchte daher noch einmal auf die Bezüge der verschiedenen Schöpfungssebenen (siehe Schema nächste Seite unten) zu den Sinnesorganen kommen und in Verbindung zu einem landwirtschaftlichen Betrieb stellen.

Beginnen wir mit der **Ebene des Mineralischen**, also des Bodens, auf dem wir in der Landwirtschaft stehen. Wenn ein Landwirt seinen Boden kennen lernen möchte, dann muss er ihn irgendwann einmal in die Hand nehmen und ihn tasten, fühlen und reiben. Beim Boden ist in erster Linie der Tastsinn der Haut gefragt. Dieser Hautsinn ist auch gefordert, wenn ich feinfühlig mit nicht allzu dicken Schuhen über den Ackerboden laufe und die Weichheit und den Widerstand des Bodens spüre, was mir Aufschluss über die Qualität und den Zustand des Bodens gibt.

Auf der **Ebene der Pflanzen** muss ich Blätter des Gemüses schmecken, wenn ich ihre Qualität prüfen möchte und das Aroma riechen will.

Auf der **Ebene der Tiere**, bei der Tierhaltung, brauche ich eine gute Nase, um den Zustand und die Gesundheit meiner Tiere schnell und effektiv beurteilen zu können. Ein guter Tierhalter und -pfleger riecht, wenn Unwohlsein, Aggression und Krankheit bei seinen Schützlingen Einzug hält, weil sich dem entsprechend deren Pheromon-Ausscheidungen verändern und sich auch in den anderen Ausscheidungen (Milch/Mist) geruchlich differenzieren.

Auf der **Ebene des Menschen** ist in erster Linie das Herz gefragt und die Fähigkeit und die Aufgabe des Menschen, sich mit den höheren geistigen Ebenen zu verbinden. Es ist die Aufgabe des Menschen, die ihm anbefohlenen Geschöpfe mit den geistigen Schöpfungsebenen zu verbinden, was tief greifende evolutive Konsequenzen hat, auf die wir nachfolgend eingehen wollen. Hier beginnt die **Kosmische Landwirtschaft.**

Die Welt der Tiere ist verstört, beunruhigt und verängstigt. Die meisten Wildtiere haben sich in unserer lauten, beängstigenden und bedrohlichen Welt so weit wie möglich vom Menschen und seinen Siedlungsräumen mit wenigen Ausnahmen (z.B. Vögel/Fuchs/Waschbär/Nager) zurückgezogen und wagen sich in die freie Wildbahn nur dann, wenn der Mensch sich am ehesten still und friedlich verhält: in der Dämmerung, in der Nacht und im Morgengrauen. Daran zeigt sich, was die Tiere im Tiefsten suchen: Frieden und Stille und ein tiefes Angenommensein durch den Menschen!

Komplementär zur Schöpfungsebene des Tieres, der Seele in uns, steht die des Engels für eine Welt des Friedens und der Stille. Die Seele birgt das Ego und der Engel ist ein Bild für unser Geistwesen (ICH), unser höheres Selbst. Und um uns von wahrem Frieden und Stille erfüllen zu lassen, braucht es die innigste Verbin-

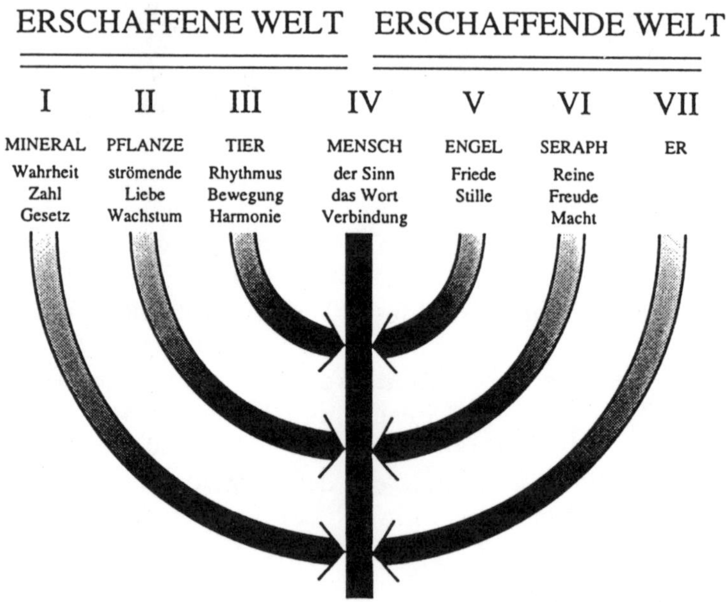

Die sieben Schöpfungsebenen, aus: Die Antwort der Engel, herausgegeben von G. Mallasz, *Daimon Verlag, CH-Einsiedeln 1984.*

dung beider Wesensteile (Ego und ICH) in uns. Dies ist der Moment, wo sich Himmel und Erde im Menschen vereinigen, wo wir mit unserem »Gewissen« eins sind.

Es ist der neue Mensch, der die himmlischen Schöpfungsebenen (Engel, Seraph, Gott) in sich entdeckt und in die Schöpfung ausstrahlt und dadurch für diese erlösend wirkt.

Die **Schöpfungsebene des Engels** offenbart sich im Immunsystem des Menschen und dessen Zentralorganen Milz und Thymusdrüse mit dem gesamten Lymphsystem. Durch die Verbindung zu unserem höheren Selbst (Engel) in uns, aktivieren wir unsere individuellen Gestaltungskräfte bzw. Immunkräfte bis in die cheminsche Eiweißstruktur des Körpers. Wir gelangen in diese Verbindung zu unserem Geistwesen, indem wir wieder lernen nach innen zu hören, in die Stille zu hören, um unserem Gewissen zu lauschen und unseren Weg zu erkennen. Durch diese nach innen gerichtete Sinnestätigkeit des Ohres als Verbindung zum Geiste geben wir unserer Seele und »dem Tier in uns« das, was es mit ganzer Seele sucht: seine vertrauensvolle Bindung zum Menschen, um ihm und IHM dienen zu können. Durch die Ausstrahlung inneren Friedens und Ruhe strahlen wir den Tieren Angenommensein zu und geben ihm endlich Raum, seinen Auftrag zu erfüllen: in Resonanz zur menschlichen Seele zu kommen und sich vom Menschen freudig und liebevoll führen zu lassen.

Auch die Welt der Pflanzen harrt der Erlösung durch den Menschen. Sie können nur in ihrem Wesen erkannt werden und entsprechend angebaut und kultiviert werden, wenn in ihnen die Beispiel gebende »gestalt-gewordene Verbindung« von Himmel und Erde, von Licht und Materie gesehen wird, die Freude und Glückseligkeit verbreiten wollen. Wie wir gesehen haben, sind Pflanzen zutiefst spirituelle Wesen, die Artbewusstsein haben und sich auf sich selbst konzentrieren können (Blüten-, Frucht- und Samenbildung). Die Pflanzen wachsen der Schöpfungsebene des Seraph, der begeisternden Welt des Lichts und der Farben entgegen, was sie in dieser spirituellen Kommunikation durch Wachsen und Blühen zeigen. Ich möchte das einmal so ausdrücken:

»Pflanzen sind Wesen, die nur rein vegetativ in Erscheinung zu treten wagen«.

Und es ist absolut entscheidend mit welchen Augen, als unsere Lichtsinnesorgane, wir unsere Pflanzen betrachten, ob wir ihnen unsere Begeisterung zustrahlen, damit sie damit in Resonanz kommen können und wachsen, blühen und gedeihen.

Nur der spirituell erfüllte Mensch kann in Zukunft überhaupt erfolgreich Pflanzenbau betreiben, wenn er das seraphische Element der »Be-geisterung« in sich belebt und in all seiner Farbigkeit ausstrahlt. Vom künftigen Landwirt wird mehr Kreativität verlangt als technisches Wissen, will er seinem Schöpfungsauftrag genügen: **Der neue Landwirt ist mehr Künstler als Ingenieur!**

Und schließlich im Boden, im Acker, im Feld schließt sich der große evolutionäre Kreis: Hier endet das, was einmal begonnen hat mit: »Im Anfang schuf Gott den Himmel und die Erde«! Alles war SEINE Schöpfung und alles war »gut«, weil aus SEINER Hand. Nach der Erschaffung des Menschen sollten wir SEINEN Willen tun, was der Mensch zunächst verweigerte und die Schöpfung wieder SEINER Hand entfiel (Sündenfall).

Heute aber können wir wieder SEINE Hand sein, sind wir die einzigen Wesen, die in dieser Welt für IHN **handeln.** Wir können die gesamte Schöpfung aus dem »Abgefallensein« erlösen zu einer neuen Dimension des Seins, zu einer Verbindung von Himmel und Erde, von Materie und Licht, zu einer Materie, in der immer zugleich SEIN lebendiger Geist wohnt und die wir als Lichtmaterie bezeichnen können.

In der **Kosmischen Landwirtschaft** geht es heute darum, die gesamte Schöpfung, die erschaffene Welt (Schöpfung) wieder mit der »erschaffenden« geistigen Welt zu verbinden, wenn wir erkennen, dass wir über das Herz alle Schwingungsebenen in uns zusammenfassen und vereinen können. Dies können wir unterstützen durch die Ausbildung eines ganzheitlichen Denkens und Ich-Bewusstseins mit Hilfe unseres sechsten Sinns, unseres »dritten Auges« (gleich Hirnanhangdrüse oder göttliches Auge) als Sinnesorgan des Selbstbewusstseins, das uns ermöglicht, bewusst das Herz zu öffnen, so wie es *Theodor Storm* in zwei weiteren Strophen seines schon zitierten Gedichts empfunden hatte:

Die Nachtigall

– 2. und 3. Strophe –

Sie war doch sonst ein wildes Kind;
Nun geht sie tief in Sinnen,
Trägt in der Hand den Sommerhut
Und duldet still der Sonne Glut
Und weiss nicht, was beginnen...

Das macht, es hat die Nachtigall
Die ganze Nacht gesungen;
Da sind von ihrem süssen Schall,
Da sind in Hall und Widerhall
Die Rosen aufgesprungen.

Und wenn sich die Rosen öffnen, verströmen Sie ihren Duft. Die ätherischen Öle sind Bindeglieder zu allen Schöpfungsebenen, denn sie stehen in ihrem Duftcharakter in Resonanz zu ihnen:

- die Blüten(Frucht/Samen)-Aromen als Stimulantien des Artbewusstseins zur Gottheit,
- die Blatt-Aromen zur Ebene der Pflanzen, des Tiers, des Engels und des Seraphs, und
- die Wurzel-und Holz-Aromen zum Mineralischen.

Die **Aromatische-Pflanzen-Pflege** kann daher einen Beitrag zu einer in diesem Sinne ganzheitlichen oder **Kosmischen Landwirtschaft** leisten. Unsere positiven Versuchsergebnisse verschiedenster Art und vieler erfolgreicher privater Anwender bestärken uns darin.

In diesem Sinne möchte ich Sie auffordern, mit der ganzheitlichen Anwendung ohne kritische Distanz, sondern mit vollem subjektivem und ganz persönlichem Engagement zu beginnen, denn ich möchte wiederholen:

Nach den neuesten, durch wissenschaftliche Versuche immer wieder bestätigten physikalischen Erkenntnissen der Quanten- Physik (QED = Quantenelektrodynamik) **wird ein Versuch in seinen Voraussetzungen, seinem Verlauf und seinen Ergebnissen determiniert durch das Bewusstsein des Beobachters!** ✿

Aromen verbinden Pflanze und Mensch

Wen kommt nicht beim Anblick einer frisch aufgeblühten Rose der Wunsch an, ihren Duft zu atmen, ihre Schönheit nicht nur mit den Augen, sondern mit allen Sinnen wahrzunehmen? Und verschmilzt dabei nicht gleichsam die Seele des Menschen mit der Seele der Pflanze? Pflanzendüfte sind Erlebnisse der Sinne, spenden Wohlbehagen und Harmonie, ihre feinstoffliche Wirkung berührt das Gemüt.

Was Sie über Düfte wissen müssen

Düfte haben zu allen Zeiten der Menschheitsgeschichte eine wichtige Rolle gespielt; sie sollten nicht nur in Form von Duftwässern, aromatischen Ölen, Räucherungen und Dämpfen die Sinne beleben und damit anregend oder sogar betörend wirken, sondern man wusste auch ihre Heilkraft zu schätzen und einzusetzen.

In den frühen Hochkulturen des Mittleren Ostens wie des Vorderen Orients nutzte man bereits ihre anregende oder beruhigende Wirkung, und manche aromatischen Essenzen galten als so kostbar wie Gold und Edelsteine. Der Umgang mit ihnen war meist Heilkundigen und Weisen vorbehalten, bei kultischen Handlungen waren sie unverzichtbar.

Auch in der Antike und im Mittelalter setzte die Medizin auf die Heilkraft der Gerüche. Duftende Bäder, Einreibungen, Dämpfe sollten kleine und größere Beschwerden vertreiben. Es gab Mixturen, deren Zusammensetzung und Rezeptur wie Schätze gehütet wurden.

Jahrhunderte später geriet die Kenntnis von den wohltätigen Kräften der Düfte fast in Vergessenheit. Die aufstrebenden Naturwissenschaften des 18. und 19. Jahrhunderts schätzten die uralten Weisheiten über die Heilkraft der Aromen gering, so manche Erkenntnis schien verloren.

Zum Glück gab es in der jüngeren Vergangenheit Menschen, die die Lehren der Dufttherapie nicht nur hoch gehalten und bewahrt, sondern auch weiter entwickelt haben, die diese Form der Heilbehandlung und Schönheitspflege praktizierten und ihre Erfahrungen von Generation zu Generation weitergaben.

Am Ende dieser Entwicklung und in einer Zeit, da alte Heilverfahren zu neuen Ehren und Ansehen bei Ärzten, Heilpraktikern und Patienten kommen, wird die Aromatherapie wieder ernst genommen. Vor allem französischen Wissenschaftlern ist es zu danken, dass man den Gerüchen und ihrer Bedeutung für die menschliche Gesundheit wieder die Aufmerksamkeit schenkt, die ihnen zukommt.

Dass mit Hilfe von Pflanzenduft nicht nur den Menschen, sondern auch anderen Lebewesen gleichsam Botschaften übermittelt werden können, ist inzwischen eine durch zahlreiche Experimente belegte Erkenntnis. Man nutzt sie, indem man Pflanzen im Garten, im Haus, aber auch in der Landwirtschaft und im Weinbau durch Pflanzendüfte wirksamer schützt und stärkt und sie damit gesünder und widerstandsfähiger macht.

Vom Wesen der Düfte

Der Naturwissenschaftler nennt die pflanzlichen Düfte ätherische Öle (ätherisch = flüchtig, verdunstbar, von griechisch *aither* = die obere Luft) oder Aromate. Etymologisch liegt der Zusammenhang mit dem lateinischen Wort *»aeternus«* (= ewig) auf der Hand; dies gibt uns einen Hinweis darauf, dass die Menschen der Antike wie die der frühen Hochkulturen die Ewigkeit, das Ewige Leben im feinstofflichen Äther sahen, also in einem Zustand, in dem alles Leben seinen Ursprung hat und in den es nach dem Tod wieder zurückfließt. In diesem »Äther« waren auch die Sterne und die unsterblichen Götter angesiedelt, und genau hierher verflüchtigten sich nach alter Vorstellung die duftenden Öle der Pflanzen, um dort zu bleiben bis in alle Ewigkeit.

Düfte, Aromate also stellten die Verbindung zwischen Diesseits und Jenseits her, und sie konnten die Götter freundlich stimmen. Man brachte ihnen Rauchopfer dar, indem man duftende Pflanzenteile verbrannte. Weihrauch, wie er bis heute zum Ritus der katholischen Messe gehört, sollte die Unsterblichen bewegen, dann und wann zur Erde zurückzukehren und die Geschicke der Menschen gnädig in ihre Hände zu nehmen. In Tempeln und Kultstätten schickte man zusammen mit dem geweihten Rauch auch seine Wünsche zu den Göttern empor oder hinab, man weihte und weiht bis heute Sterbende, Priester, Kinder und Könige mit kostbaren Ölen. Schon im alten Ägypten verwendete man bei der Mumifizierung der Körper, die für die Ewigkeit erhalten bleiben sollten, duftende Salben und ätherische Öle (Essenzen) und konservierte sie damit über Jahrtausende.

Für die Alchimisten des Mittelalters bedeutete der chemische Prozess der Verwandlung zugleich einen Schritt auf dem Weg zu höchster Reinheit und Reife und war gleichzeitig Ausdruck geistig-seelischer Wandlungsprozesse des handelnden Menschen. Als höchstes Ziel galt es, aus den duftenden Kräutern deren »Essenz« (von lateinisch *esse* = Sein, Wesen) zu gewinnen und damit zugleich das Erlebnis des reinen »Wissens« zu haben.

Heilkräuter-Essenzen stellen die Verbindung zur feinstofflichen und zur geistigen Welt her. Sie spielen in der Ganzheitsmedizin eine wichtige Rolle, da man mit ihrer Hilfe oft die seelisch-geistigen

Ursachen einer Krankheit beseitigen und durch Harmonisierung von Körper, Seele und Geist zu neuer Gesundheit kommen kann.

Die gestaltenden geistigen Kräfte aber können über die Essenzmoleküle in den Zellstoffwechsel nicht nur der Menschen, sondern auch der Pflanzen steuernd und heilend eingreifen.

Warum Pflanzen duften

Viele Pflanzen im Garten oder in der Natur sind von zartem oder kräftigem Duft, manche von einer wahren Duftwolke umgeben. Sie ziehen damit nicht nur Menschen in ihren Bann, sondern auch Tiere und scheinen überhaupt ihrer näheren oder weiteren Umgebung bestimmte Signale zu übermitteln.

Der Pflanzenduft geht von den ätherischen Ölen aus, die in der Pflanze mehr oder weniger reichlich enthalten sind; sie dienen dem Selbstschutz, aber auch der Arterhaltung. Ätherische Öle haben also eine schützende, heilende und vorbeugende Funktion für die Pflanze selbst, andererseits kann sich über Verdunstung und Abgabe an den Boden ihre segensreiche Wirkung auch anderen Mitgliedern der sie umgebenden Pflanzengemeinschaft mitteilen. Ihre ökologische Bedeutung ist daher nicht zu unterschätzen, ebenso wenig wie ihre pharmazeutisch-medizinische Wirkung.

Die Inhaltsstoffe fast aller ätherischen Öle helfen der Pflanze und ihrer Umgebung, »Schädlinge« und Krankheitserreger abzuwehren, weil sie antiseptisch, pilz- und bakterienhemmend wirken.

Ganz besonders wichtig aber ist die Fähigkeit der Pflanze, mit Hilfe ihrer ätherischen Öle den eigenen Zellstoffwechsel zu aktivieren und dadurch ihre Abwehrkräfte zu stärken; so ist sie umweltbedingtem Stress und klimatischen Unbilden wie Trockenheit und Hitze viel besser gewachsen.

Eine andere Funktion der von Pflanzen ausgehenden Düfte aber ist genauso wichtig wie die »Schädlings«-Abwehr: Düfte sollen nämlich bestäubende Insekten anlocken und damit für die Fortpflanzung sorgen. Pflanzen haben im Laufe ihrer evolutionären Entwicklung gelernt, um der Arterhaltung willen allerlei ausgefallene Methoden anzuwenden.

Ein besonderer Fall in der Sexualität der Pflanzenwelt ist die Geschichte vom Prachtbienenmännchen, das – angelockt vom scheinbaren Geruch eines mannstollen Bienenweibchens – eine Bienenorchis (*Ophrys apifera*) anfliegt, die Pflanze täuscht den Duft des Drüsensekrets einer paarungswilligen weiblichen Prachtbiene vor, genauso wie sie das Innere ihrer Blüte, gerade dort wo die aussendebereiten Pollen warten, nach Bienenart, -form und -farbe ausgekleidet hat. Der sexuell aufgeheizte paarungsfreudige Bienenmann nimmt die Pollenmasse mit und gibt sie an die Artgenossen weiter.

Es handelt sich hier um eine lebensgemeinschaftliche (symbiotische) und gestaltliche (morphologische) Resonanz

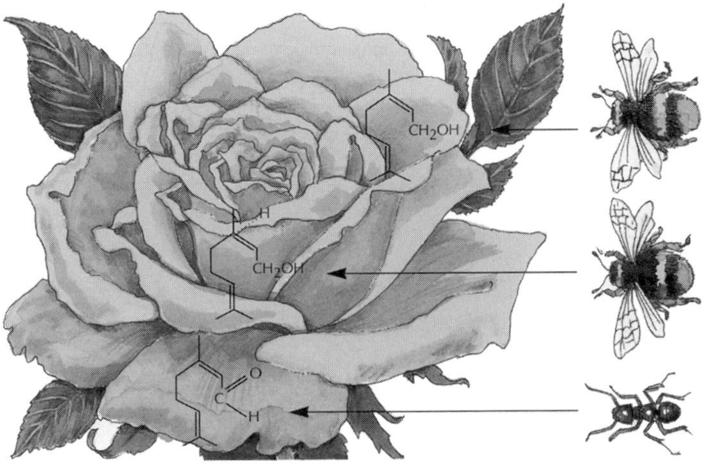

Duft als sexuelles Lockmittel – eine resonante Taktik! Die Rosenduftstoffe Geraniol, Citronellol und Citral (von oben nach unten) entsprechen den Duft- oder Alarmstoffen, die Hummeln und Ameisen aussenden

zwischen Pflanze und Tier (siehe auch Seite 12 bis 13!).

In vergleichbarer Resonanz stehen die Rosenblüten, die dank ihrer Duftstoffe Geraniol, Citral und Citronellol außer Hummeln auch Ameisen anlockt und dann für ihre Bestäubung einsetzt (Abbildung oben).

Schließlich benutzen Pflanzen ihre Fähigkeit zu duften auch noch als eine Art Nachrichtensystem. Sie machen sich durch Ausdünstungen gegenseitig auf Gefahrenquellen aufmerksam. So verströmen Pappeln giftige Stoffe, wenn sie von Insekten befallen werden, und warnen ihre Artgenossen, die prophylaktisch dieselben Düfte aussenden.

Ein Duftbestandteil im Jasmin sorgt zum Beispiel dafür, dass das eigene Territorium von anderen Keimpflanzen unbehelligt bleibt, indem er das Spross- und Wurzelwachstum potentieller Konkurrenten beeinträchtigt.

Duftende Pflanzenfamilien

Nicht alle Pflanzen, die in der Pflanzenheilkunde Verwendung finden, duften auch; nur etwa ein Drittel von ihnen verfügt über Blätter, Blüten, Sprosse, Früchte, Holz oder Wurzeln, die aromatischen Duft verströmen.

Es gibt Pflanzenfamilien, die besonders viele Pflanzen mit ätherischen Ölen in ihren Reihen haben. Da wachsen gleich hinter dem Haus oder auf der Küchenfensterbank die klassischen Würzkräuter der guten Küche wie Rosmarin, Thymian, Salbei, Minze, Zitronenmelisse, Bohnenkraut, Majoran, Oregano und dazu der für Duftkissen und Wäscheschränke seit Urgroßmutters Zeiten so beliebte Lavendel. Sie alle gehören zu den Lippenblütlern (*Labiatae*), und ihr geballtes Duftpotential ist in den Blättern und Sprossen konzentriert.

Ganz anders bei den Rautengewächsen (*Rutaceae*), bei denen Blüten und Früchte voller Wohlgeruch sind. Zu dieser Familie gehören neben der Weinraute und dem Diptam vor allem die verschiedenen Zitrusgewächse mit ihren viel besungenen Blüten und den köstlichen Früchten.

Duftvokabeln und was sie bedeuten

Ätherisches Öl: Das Wort stammt aus dem Griechischen (*aither* = die obere Luft). Nach griechischer Vorstellung handelte es sich um Feuerluft, in der die Sterne schweben und die Götter wohnen. Etymologisch lässt sich auch eine Verbindung zum lateinischen *aeternitas* = Ewigkeit herstellen. Ätherische Öle sind Kohlenwasserstoffverbindungen und deshalb flüchtige, vollständig verdunstende Öle, die aus Pflanzen gewonnen werden.
Äthylen ist ein gasförmiger Stoff, der als → Pheromon und → Ektohormon zahlreiche Stoffwechselvorgänge bei Pflanzen beeinflusst. Er reguliert die Reifungs- und Alterungsvorgänge von Früchten und Blättern und wird von Äpfeln, Bakterien und mehr als 60 Pilzen gebildet.
Aroma bezeichnet den würzigen Wohlgeruch oder Geschmack einer Pflanze, Frucht usw.
Aromen → Essenzen.
Aromate: Der Begriff aus der Chemie bezeichnet eine Gruppe organischer Kohlenstoffverbindungen.
Ektohormone (griechisch *ekto* = aussen): Biologische Bezeichnung der ätherischen Öle wegen ihrer chemischen Verwandschaft mit Hormonen. Das bekannteste Ektohormon ist das Äthylen, ein gasförmiger Stoff. Äthylen wird von reifen Äpfeln ausgeschieden und regt zum Beispiel die Blüteninduktion der Ananasgewächse (*Bromeliaceae*) an oder fördert Reifeprozesse bei anderen Früchten.
Essenzen (lateinisch *esse* = sein, Wesen) sind konzentrierte Lösungen oder Mischungen aromatischer Stoffe. Es gibt natürliche, aus Pflanzen gewonnene Essenzen wie das Rosenöl und synthetisch hergestellte Essenzen wie z.B. Vanillin.
Parfum: Die Bezeichnung (lateinisch *per fumum* = durch den Rauch) geht auf die uralte Sitte zurück, bei religiösen Anlässen Pflanzen zu verbrennen, damit ihre Duftstoffe mit dem Rauch zum Himmel aufsteigen.
Pheromone (griechisch *pherein* = tragen plus dem Zusatz Hormon) sind pflanzliche oder tierische Botenstoffe eines chemischen Kommunikationssystems zwischen Pflanzen, Tieren und mit großer Wahrscheinlichkeit auch Menschen. Sie dienen als Alarmzeichen (Schreckstoffe), zum Herbeirufen, Vertreiben, zur Abwehr, als Aphrodisiaka, zur Kennzeichnung des individuellen Status, zur Markierung des Territoriums und zur Brutpflege. Pheromone gehören zu den → Ektohormonen. ✿

Die Doldenblütler (*Umbelliferae*) bergen ihre kräftigen Düfte bevorzugt im Dunkel des Erdreichs, also in den Wurzeln, aber auch in Blättern und Samen. Zu dieser Familie zählen Kräuter und Gemüse, die in der feinen wie der bodenständigen Küche ganz unverzichtbar sind, allen voran die Petersilie mit ihren aromatischen Blättern, Stielen und Wurzeln. Aber auch Liebstöckel und Kümmel, Sellerie und Fenchel, Anis, Koriander und Karotten reihen sich in diese Duftfamilie ein, geben nicht nur zahllosen Speisen die rechte Würze, sondern sind auch besonders heilkräftig.

Zur Familie der Myrtengewächse (*Myrtaceae*) gehören nicht nur die namengebende Myrte, aus der einst der Brautkranz gebunden wurde, sondern auch die zahlreichen Eukalyptusarten sowie der Gewürznelkenbaum (*Szygium aromaticum*). Myrtengewächse haben in ihren ledrigen Blättern Sekretbehälter, die angefüllt sind mit duftenden ätherischen Ölen.

Auch die Koniferen, unter ihnen Tanne, Fichte, Kiefer, Wacholder, Zypresse, produzieren ein heilwirksames und dazu angenehm duftendes Öl, das vor allem bei Atemwegserkrankungen gute Dienste tut.

Und schließlich hat auch die große Gräser-Familie (*Gramineae*) Mitglieder aufzuweisen, die sich durch aromatischen Duft hervortun, darunter das Lemongras und ein tropisches Bartgras, das das ätherische Vetiveröl liefert.

Aromen von der Wurzel bis zur Blüte

Die verschiedenen Aromaspender liefern ihre Ausscheidungsprodukte, die ätherischen Öle, auf ganz unterschiedliche Weise, je nachdem, in welchen Pflanzenteilen sie enthalten und auf welche Weise sie dort gelagert sind.

Manche der begehrten Duftträger bilden ihre aromatischen Kostbarkeiten in speziellen Ölbehältern, die in Form einzelner haarförmiger Zellen auf der Oberhaut (Epidermis) der Blätter sitzen; das gilt für die Zitronenmelisse ebenso wie für Salbei und Rosmarin. Wenn man ihren Duft besonders intensiv erfahren will, braucht man nur ein paar Blätter zwischen Daumen und Zeigefinger zu zerreiben. So werden die zarten Duftleitungen zerdrückt und die wohlriechende Essenz wird frei.

Vorkommen von Duftstoffen in Pflanzenteilen

In den Blüten – bei Jasmin, Kamille, Römischer Kamille, Rosen, Orangen u.a.
In den Früchten – bei Eukalyptus, Kiefer, Wacholder, Zitrone u.a.
In den Samen – bei Fenchel, Kümmel u.a.
In den Blättern – bei Zitronenmelisse, Thymian, Lavendel, Rosmarin, Eukalyptus, Lemongras, Pfefferminze u.a.
In den Wurzeln – bei Baldrian, Fenchel, Liebstöckel, Vetiver u.a.
In den Rhizomen – bei Narde, Ingwer, Kalmus, Iris u.a.
In der Rinde – bei Birkenrinde, Zimt u.a.
Im Holz – bei Rosenholz, Sandelholz, Zeder u.a.
Im Harz – bei Myrrhe, Kiefer, Mastixstrauch, Styraxbaum u.a. ✿

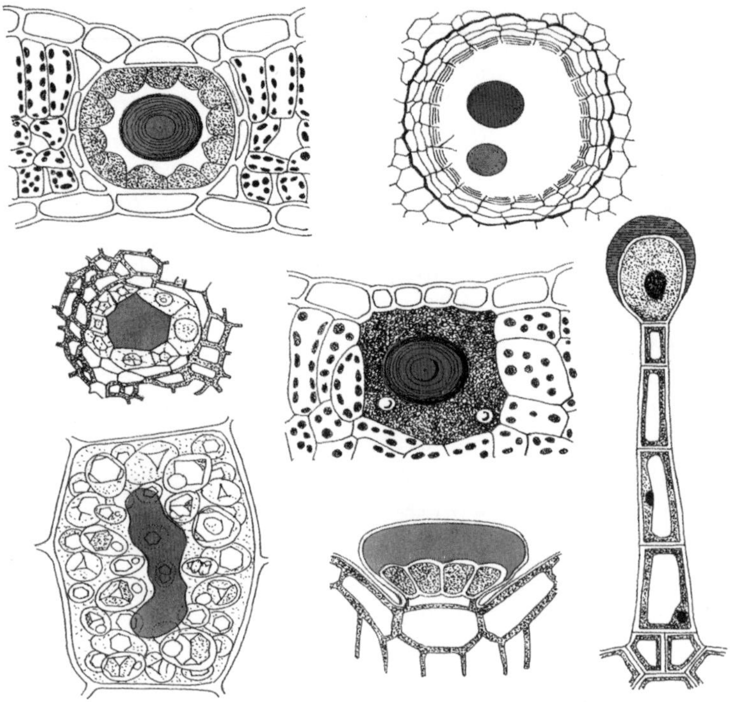

Ätherische und fette Öle sowie Harze sind in der Pflanze in unterschiedlichen »Gefäßen« untergebraucht. Von links nach rechts: Ölbehälter in den Blättern des Johanniskrautes und der Fruchtschale der Zitrone, Harzkanal im Holz der Kiefer, Ölbehälter im Diptam, Ölvakuole im Rizinusstrauch, Drüsenhaare bei Thymian und Salbei.

Ganz anders bei den Zitrusfrüchten, deren ätherisches Öl in winzigen Tröpfchen auf der Schale gebildet wird; bei genauem Hinsehen, am besten mit einer Lupe, erkennt man deutlich kleine, dunkle Punkte als winzige Ansammlungen des Duftstoffes. Übrigens sind die ätherischen Zitrusöle brennbar. Das lässt sich ganz leicht feststellen, wenn man eine Orangenschale neben einer Kerzenflamme stark zusammendrückt. Die herausspritzenden, winzigen Tröpfchen lassen die Flamme heller auflodern. Dieser Zusammenhang von Duft und Feuer war den Alchimisten, die immer auf der Suche nach dem »Stein der Weisen« waren, ein wichtiger Hinweis; galt ihnen doch das Element des Feuers als Symbol des Geistes; Feuer kann Wärme spenden, aber auch durch Verbrennen Neues schaffen.

Doch zurück zu den Lagermöglichkeiten, die die verschiedenen Pflanzen für ihr ätherisches Öl nutzen. Sie können sich, wie gesagt, in besonderen Zellen, den Drüsenhaaren oder Drüsenzellen, befinden, aber auch in Räumen zwischen den Zellen, also in Ölbehältern, Ölgängen oder Harzkanälen und sogar – wie beim Sandelholz – im Kernholz der Bäume gelagert sein.

Was die Menge angeht, in der ätherisches Öl in einzelnen Pflanzen gespeichert ist, so ist sie abhängig von der Pflanzenart, -gattung und -familie, aber auch von der Region, in der diese Pflanzen wachsen. Die Bodenverhältnisse spielen eine ebenso wichtige Rolle wie die klimatischen Bedingungen, aber auch die Erntemethoden und die Wahl der richtigen Sorten. Generell gilt, dass Erträge in einer Menge von 0,001 bis 10 Prozent des Gewichts der Pflanze möglich sind. Die würzige Pfefferminze erbringt etwa 0,3 bis 0,4 Prozent ihres Gewichts, der Salbei 1,3 bis 2,5 Prozent. Lavendelöl macht zwischen 0,8 und 1,7 Prozent des Pflanzengewichts aus, während der Eukalyptus mit bis zu vier Prozent des eigenen Gewichts ein besonders potenter Erzeuger von ätherischem Öl ist.

Zu den großen Preziosen unter den Duftstoffen gehört das legendäre Rosenöl, von dem man – bei einem Ölgehalt von nur 0,001 Prozent – 1000 Kilogramm Rosenblätter braucht, um ein Kilogramm Rosenöl zu gewinnen.

Zur Gewinnung des ätherischen Öls bedient man sich verschiedener Verfahren:

Destillation ist sinnvoll bei Pflanzen mit hohem Ölgehalt. Die Pflanzenteile kommen auf ein gelochtes Blech, durch das ein Dampfstrahl geleitet wird. Dabei werden den Pflanzen die ätherischen Öle entzogen. Wasser und Öl trennen sich später wieder, und das Öl kann gesammelt werden. Durch Destillation gewinnt man u.a. das begehrte Rosenöl.

Extraktion ist ein schonenderes Verfahren als die Destillation. Hier werden mit Hilfe flüchtiger Lösungsmittel wie Äther oder Xylol die ätherischen Öle von den Pflanzen getrennt. Das Lösungsmittel rinnt durch die Pflanzenteile und nimmt die Aromen dabei auf. Es verdampft später im Destillationskolben. Am Ende dieses Verfahrens erhält man die »essence absolue«.

Enfleurage nennt man eine Methode zur Aroma-Gewinnung, bei der die ätherischen Öle auf kaltem, also besonders schonendem Weg mit Hilfe von Fett gewonnen werden. Dieses Verfahren ist langwierig und wird bei empfindlichen Pflanzenteilen angewendet.

Mazeration ist ein Herstellungsverfahren mit Hilfe von erhitztem, gereinigtem Fett, in dem die Pflanzenteile ziehen müssen, um ihre Duftstoffe abzugeben.

Expression erweist sich vor allem bei Zitrusfrüchten als geeignete Methode zur Gewinnung des ätherischen Öls aus den Schalen. Auf das Pressgut wird dabei unter Zugabe von Wasser großer Druck ausgeübt; aus der dabei gewonnenen Flüssigkeit extrahiert man anschließend das ätherische Öl.

Düfte und ihre Chemie

Ätherische Öle, Aromen oder Essenzen der verschiedenen Pflanzen und Pflanzenteile sind zunächst überwiegend flüssig, gehen aber sehr schnell in einen gasförmigen Zustand über; nur wenn man sie ganz fest verschlossen hält, hindert man sie daran, einfach zu »verduften«. Man sollte also ein Gefäß mit äthериschem Öl fest unter Verschluss halten, denn wie der märchenhafte »Geist in der Flasche«, sind sie – einmal entflohen – unwiederbringlich dahin.

Außer dem flüssigen und dem gasförmigen ist aber auch noch ein feststofflicher Zustand der Aromen denkbar, der durch Erhitzen der Essenz besonders schnell erreicht wird. In diesem Fall bleibt ein festes Harz zurück.

Im Unterschied zu den fetten Ölen verdunsten ätherische Öle – die einen langsamer, die anderen schneller –, ohne einen Fettfleck zu hinterlassen. Und doch verschwinden sie nicht ganz spurlos, denn zunächst bleibt ihr Duft und schließlich die Erinnerung an ihren Duft zurück.

Die meisten ätherischen Öle gehören der Gruppe der Terpenoide, die aus Kohlenstoff und Wasserstoff (Hydrokarbone) bestehen und aus Verkettungen von 5-C-Molekülen (so genanten Isopren-Moleküle) aufgebaut werden. Ausgangsstoff für die Terpenoide ist das Acetyl-Co-Acetat. Alle anderen Terpene – das sind die Hemi-, Mono-, Sesqui-, Di-, Tetra- und Poly-Terpene – leiten sich von ihm ab.

Ätherische Öle setzen sich zusammen aus verschiedenen chemischen Verbindungen und bestehen in erster Linie aus Terpenen, Aldehyden, Estern, Ketonen, Phenolen, Alkoholen und organischen Säuren. Ein einziges ätherisches Öl kann aus mehr als hundert verschiedenen Inhaltsstoffen zusammengesetzt sein, manche sind auf Grund der verschwindend kleinen Menge kaum nachweisbar; und doch haben auch solche in der Gesamtkomposition oft eine wichtige Bedeutung, denn alle Bestandteile miteinander wirken erst ganzheitlich zusammen. Fehlt eine einzige dieser Komponenten, ist die Heilwirkung des Aromas, der Essenz, in Frage gestellt.

Eben das macht auch den Unterschied zwischen pflanzlich-ätherischen und synthetisch-chemischen Ölen aus. Die von der Natur schöpferisch komponierten Essenzen bilden ein lebendiges Ganzes, in dem jede Nuance eines Duftes ihre Bedeutung hat; zusammen verkörpern sie ein synergistisches Prinzip.

In den synthetisch hergestellten Ölen werden dagegen nur die Hauptduftträger, die der Essenz ihren charakteristischen Geruch geben, nachgebildet, während die Nuancen fehlen. Hinter einem solchen Aroma aber steht nicht mehr die Pflanze als Ganzes; es fehlt die Seele und damit das Leben.

Hormone und Essenzen

Dass es einen nachweisbaren Zusammenhang zwischen Hormonen und Essenzen gibt, geht u.a. aus der Bezeichnung der ätherischen Öle als »Ektohormone« (griechisch *ekto* = aussen) durch die moderne Biologie hervor. Die inneren Körperhormone des Menschen werden dagegen »Endohormone« (griechisch *endo* = innen) genannt. Wissenschaftler haben nämlich festgestellt, dass Duftstoffe auf andere Organismen steuernd oder anregend einwirken können.

So ist ein Zusammenhang zwischen pflanzlich-ätherischen Ölen und den Geschlechtshormonen des Menschen nachgewiesen. Im ätherischen Öl des Sandelholzes (*Santalum album*) beispielsweise gibt es einen Inhaltsstoff, der mit dem männlichen Geschlechtshormon Testosteron beinahe identisch ist. Salbeiöl dagegen enthält eine Substanz, die eine ähnliche Wirkung hat wie das weibliche Geschlechtshormon Östrogen. Ein tierisches Steroidhormon, Ecdyson, ist auch in manchen Farnen nachweisbar. Besonders faszinierend aber ist das Beispiel der Sommeraster (*Callistephus sinensis*), bei der man mit Hilfe des weiblichen Geschlechtshormons Östradiol die Blütenbildung auslösen kann.

Nachgewiesenermaßen kommt das Blutfett des Menschen, Cholesterin, die Grundsubstanz der Geschlechts- und Nebennierenhormone, auch bei den Pflanzen vor und wird von ihnen zum Aufbau der Terpenoide in den ätherischen Ölen gebraucht. Was durch den dargestellten Zusammenhang zwischen Essenzen und Hormonen klar gemacht werden soll? Die ätherischen Öle wirken nicht nur auf die eigenen Zellen der die Essenz produzierenden Pflanze, sondern auch auf die Zellen anderer Organismen, seien es Menschen, Tiere oder Pflanzen. Düfte, die vom ätherischen Öl einer bestimmten Pflanze ausgehen, können also anregend und verändernd, vor allem aber stärkend und heilsam wirken.

So wirken die Aromen

Unter den zahlreichen Wirkstoffen, die sich in unterschiedlicher Stärke und Zusammensetzung in den Heilpflanzen befinden, spielen die ätherischen Öle eine tragende Rolle. Sie haben alle einen für die jeweilige Pflanze typischen und sehr intensiven Geruch. Ihre Heilwirkung lässt sich auf unterschiedliche Weise nutzen: einmal, indem man sie über die Nase inhaliert, sie also zu den Riechnerven transportiert, von wo die Duftbotschaft bis ins Zwischenhirn gelangt; die zweite Möglichkeit ist, sie durch Einreiben in die Haut in den Blutkreislauf eindringen zu lassen.

Zum wichtigsten unter allen Wirkstoffen wird das ätherische Öl durch seine Fähigkeit, die heilsamen Wirkungen der betreffenden Pflanzenart in sich zu vereinen. Es verkörpert sozusagen den »Heilcharakter« einer Pflanze, ist ihre Essenz, man könnte auch sagen, ihre heilsame Seele.

Wir nützen sie, indem wir die Aromen nicht nur zum Lindern und Heilen menschlicher Beschwerden und Leiden einsetzen, sondern sie auch den Pflanzen zugute kommen lassen. Davon soll in den folgenden Kapiteln noch ausführlich die Rede sein.

Aromatherapie für Menschen – und Pflanzen

In der **Cosmo-Therapie** (Heilkräuter-Essenz-Therapie) finden dreizehn verschiedene Aromen Verwendung, die alle Organe und Organsysteme des Menschen unterstützend und harmonisierend beeinflussen können.

Die verschiedenen Pflanzenteile sprechen auf unterschiedliche Bereiche des menschlichen Körpers an (siehe Schema unten). Was der Kopf für den Menschen bedeutet, ist die Blüte für die Pflanze: Sitz des Bewusstseins der eigenen Individualität, beim Menschen des Selbst-, bei der Pflanze des Artbewusstseins.

Die Blatt- und Sprossregion der Pflanze sorgt für den lebensnotwendigen Gasaustausch mit der Umwelt; Pflanzen atmen ein, was wir Menschen ausatmen und umgekehrt. Die Blätter entsprechen also den Kreislauforganen des Menschen, sind die Motoren der Säftezirkulation und haben daher auch Herz-, Lungen-, Leber-, Nieren- und Milzfunktion.

Mit ihren Wurzeln ist die Pflanze im Boden verankert, dank ihnen hat sie festen Stand, findet Halt und kann alle für sie nötigen Nährstoffe in Form von im Wasser gelösten Salzen und organische Bausteine aufnehmen.

Etwas ganz ähnliches findet im Darm des Menschen statt, wo die Darmbakterien die Nährstoffe im Nahrungsbrei auf-

Schema der Wirkungsbeziehungen von Mensch, Haut und Pflanze

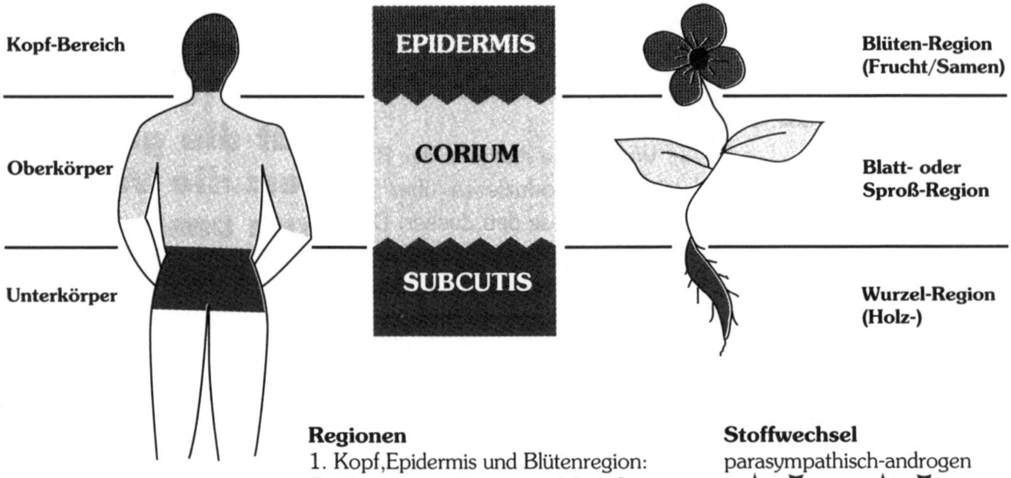

Regionen
1. Kopf,Epidermis und Blütenregion:
2. Oberkörper, Corium und Sproßregion:
3. Unterkörper, Subcutis, Wurzelregion:

Stoffwechsel
parasympathisch-androgen
▲ ▼ ▲ ▼
sympathisch-östrogen

schließen und verfügbar machen, bevor sie von den Schleimhautzellen ins Blut und in die Lymphflüssigkeit aufgenommen werden. Was also für die Pflanze der Wurzelbereich, ist für den Menschen sein Unterkörper.

Aus dieser Betrachtung von Funktionen einzelner Körper- bzw. Pflanzenteile wird eine Wechselbeziehung deutlich, die in langjährigen Erfahrungen mit der Cosmo-Therapie ihre Bestätigung fand; so entsprechen einander:

- Kopfbereich und Blütenregion
- Oberkörper und Blatt-/Sprossregion
- Unterkörper und Wurzelregion

Eine Gruppe unter den dreizehn erprobten Essenzen hat eher »männlichen«, die andere »weiblichen« Charakter, und darin gleichen sie den Geschlechtshormonen. Die weiblich betonten Aromen könnte man als östrogenartig, die männlichen als androgenartig bezeichnen. Mit ihrer Hilfe lässt sich die Bildung der Geschlechtshormone fördern und deren physiologische Wirkung tatkräftig unterstützen. Da die Geschlechtshormone aber nicht nur auf die Geschlechtsorgane von Mann und Frau einwirken und keineswegs ausschließlich der Fortpflanzung dienen, sondern vielmehr den ganzen Stoffwechsel beeinflussen, ist eine solche Stärkung des Hormonhaushalt durch Aromen für den Gesamtorganismus förderlich. Andererseits wird man aber auch nicht abhängig von Essenzen, da sie ja die Hormonbildung nicht ersetzen, sondern stimulierend wirken. Dank der ähnlichen Wirkung werden die Hormondrüsen und das hormonproduzierende Gewebe durch die Aromen nur angeregt und in Hochform gebracht.

Schon bald stellte sich die Frage, warum eine Aromatherapie für Pflanzen nicht ebenso heilsam und schützend wirken sollte wie die Cosmo-Therapie für die Menschen? Das Ergebnis solcher Überlegungen und langjähriger Versuche ist die **Aromatherapie für Pflanzen**, genannt »**Aromatische Pflanzenpflege**«. ✿

Evolution

Was ist ein Stein? –
Ein Stückchen ruhender Gott.

Was ist eine Blume? –
Ein Stückchen blühender Gott.

Was ist ein Vogel? –
Ein Stückchen singender Gott.

Und was ist der Mensch? –
Der Mensch ist ein Ganzes,
in dem ER sich in dir
in aller seiner Vielfalt
sich wieder selbst vereint.
und sich selbst begegnet.

D. Gümbel, 2001

Aromatische Pflanzenpflege

Sie beginnt bereits bei der Mischkultur und der Auswahl guter Pflanzennachbarn. Sie funktioniert nach den Grundsätzen: Pflanzen helfen Pflanzen und Gleiches wirkt auf Gleiches. Pflanzen, Aromen und ihre Wechselbeziehungen sind so alt wie die Welt und – das wird die Zukunft zeigen.

Pflanzen helfen Pflanzen

Schon immer haben Menschen die heilsamen Kräfte der Pflanzen genutzt. Heilkräuter wurden zu allen Zeiten gesammelt oder angebaut. Viele unserer heilkräftigsten Arzneimittel gehen ursprünglich auf pflanzliche Wirkstoffe zurück. Dass Pflanzen den Menschen helfen können, war also in unserem Bewusstsein seit jeher verankert.

Als der Mensch begann, sich die Natur dienstbar und womöglich untertan zu machen, dachte er nur an sich; ohne Rücksicht auf die bestehende Ordnung, auf alle anderen Kreaturen, suchte er seinen Willen durchzusetzen. Die Wissenschaft tat das ihre dazu. Erst seit in unserem Jahrhundert die Schäden seiner rigorosen Eingriffe überall offenbar werden, denkt der Mensch auch an andere Lebewesen, versucht sie zu schützen und zu erhalten. Lange brachte die Beziehung zwischen Mensch und Pflanze nur einem Nutzen, denn Pflanzen waren unsere Heilmittel, unsere Nahrung, unsere Freude. Wir haben ihnen ihre Hilfe gedankt, indem wir sie krank machten. Jetzt ist es an der Zeit, dass wir unseren Pflanzen helfen, dass wir auf Heilmittel für sie sinnen. Selbst eine so bedrohliche Erscheinung wie das Sterben der Wälder lässt sich zum Guten wenden, wenn wir nur unsere Pflanzen und ihre Biotope wieder pflanzengerecht behandeln!

Pflanzen haben einen Anspruch auf Heilung und warten darauf, »erkannt«, also geliebt zu werden. Sie lohnen uns jede Zuwendung, indem sie ihre Heilkräfte an uns verströmen. Allein durch ihr Dasein und Sosein, durch Schönheit und Reichtum an Farben und Formen wirken sie belebend, harmonisierend und beglückend auf uns, verstärken durch ihren Anblick und ihren Duft unser körperliches, seelisches und geistiges Wohlbehagen.

Manche Pflanzen verhelfen aber nicht nur den Menschen zu mehr Gesundheit und Harmonie, sondern auch anderen Pflanzen ihrer Lebensgemeinschaft. Vor allem Pflanzen, die in reichem Maße ätherische Öle produzieren, wirken geradezu als »Heiler« und Energiespender auf ihre Umgebung. Das konzentrierte, duftende Kraftfeld, das sie um sich verbreiten, kommt dem ganzen Biotop zugute und regt Wachstum und Fortpflanzung aller umstehenden Pflanzen an.

Es kommt auf die Nachbarn an

Im Reich der Pflanzen findet man – wie bei den Menschen – besonders hilfsbereite Arten, die sozusagen die guten Geister einer Gemeinschaft sind, die andere im Wachstum fördern, ihnen »Schädlinge« vom »Leib« halten und sie, wenn nötig, rechtzeitig warnen. Aber es gibt auch Pflanzen, die sich nicht besonders gut miteinander vertragen. Diese Erkenntnis ist nicht neu, und man macht sie sich beim biologischen Gärtnern schon seit längerem zu Nutze.

Was aber befähigt Pflanzen, eine solche Schutz- und Warnfunktion für ihre Nachbarn auszuüben? *Boris Tokin,* Mikrobiologe in Kiew, hat sich mit den von Pflanzen produzierten Abwehrstoffen befasst und sie als Phytonzide bezeichnet; dabei handelt es sich um Wirkstoffe, die bestimmte Pflanzen an ihre Umwelt abgeben und mit deren Hilfe sie ihre eigene und die Abwehrkraft ihrer Nachbarn stärken aber auch schwächen können. Zu diesen Phytonziden können auch die ätherischen Öle gerechnet werden. Die Widerstandskraft einer Pflanze steigert sich oft mit den Prüfungen, die ihr durch Krankheits- oder »Schädlings«-Befall auferlegt werden. So kann der Kartoffelkäfer bewirken, dass die befallenen Pflanzen ihre gesamte Abwehrenergie aktivieren und so mit dem »Schädling« fertig werden. Sie nehmen die Herausforderung an, produzieren in ausreichender Menge die erwähnten Abwehrstoffe und gehen am Ende aus der kritischen Situation als Sieger hervor. So konnte Boris Tokin nachweisen, dass beispielsweise bei der Küchenzwiebel innerhalb einiger Stunden der Vitamin-C-Gehalt um mehr als 200 Prozent ansteigt, wenn sie verletzt oder angeschnitten wird. Die Verletzung regt nämlich in der Zwiebel die Produktion von Abwehrstoffen an.

Doch zurück zur Nachbarschaftshilfe: Offenbar können Pflanzen diese Anregung zur Erzeugung von Schutzstoffen – zu denen wie gesagt auch die ätherischen Öle gehören – über Wurzelausscheidungen an andere gefährdete Pflanzen weitergeben und damit auch bei ihnen Abwehrmechanismen auslösen. Ein Beispiel: Im Nutzgartenbereich hat sich bei praktischen Anbauversuchen gezeigt, dass sich Möhren und Zwiebeln in unmittelbarer Nachbarschaft gegenseitig fördern. Sie können nämlich durch Ausscheidungen über die Wurzeln und durch die ätherischen Öle ihrer Blätter die Zwiebel- wie die Möhrenfliege voneinander abwehren. Ringelblume und Studentenblume, die reichlich ätherische Öle produzieren, machen durch ihre Wurzelausscheidungen die Fadenwürmer oder Nematoden unschädlich, die die Nachbarpflanzen bedrohen. Gewiss, diese schützenden Ausscheidungen mancher Pflanzen sind nicht gänzlich erforscht, doch dass es sie gibt, steht außer Zweifel.

Einsichtige Gärtner haben längst praktische Schlussfolgerungen aus den Erkenntnissen der Wissenschaft gezogen, selbst wenn diese noch mitten in ihren Forschungsarbeiten steckt. So ist die Mischkultur in breiter Front auf dem Vormarsch in Hausgärten und Gemüsekulturen.

Statt ein ganzes Beet mit einer einzigen Frucht, einem Gemüse zu besetzen, werden die Vorlieben verschiedener Pflanzen füreinander genutzt – mit beachtlichem Erfolg. Die gängigen Gemüsepflanzen lassen sich in gute Nachbarn, schlechte Nachbarn und neutrale Pflanzen einteilen.

Pflanzen, die gute Nachbarschaft pflegen, sind die schon erwähnten Möhren und Zwiebeln; aber auch Gurken und Dill, Tomaten und Sellerie, Erdbeeren und Knoblauch, Kresse und Radieschen, Buschbohnen, Rote Bete und Bohnenkraut, Tomaten und Petersilie, Endivien und Fenchel, mögen sich ausnehmend gern. Dabei fällt auf, dass es in jeder dieser Kombinationen eine Pflanze gibt, die reichlich ätherische Ole verströmt.

Pflanzen, die sich nicht vertragen, sind Tomaten und Erbsen, Kartoffeln und Tomaten, Erbsen und Bohnen, Tomaten und Gurken, Kohl und Zwiebeln, Petersilie und Salat, Fenchel und Bohnen, Kohl und Knoblauch, Kartoffeln und Kürbis, Radieschen und Gurken.

Als Puffer zwischen zwei schlechten Nachbarn können beispielsweise Mangold, Salat und Gelbe Rübe dienen.

Was aber im Gemüsegarten gilt, das kann man auch in der Lebensgemeinschaft Wald beobachten. Die Kiefer als Produzent von starken ätherischen Ölen beeinträchtigt durch ihre Ausscheidungen die Birke in ihrer Entwicklung. In einem funktionierenden Biotop wird also die Kiefer mehr Lebensraum gewinnen als die Birke, die aber ihrerseits das Wachstum der Kiefern fördern kann. Besonders gute Nachbarn unter den Bäumen des Waldes sind die Eiche und die Linde.

Mit solchen und ähnlichen Beobachtungen lassen sich die Gesetze des Zustandekommens einer typischen Pflanzengesellschaft ergründen, die nur in dieser spezifischen Gemeinschaft zu größter Vitalität und Abwehrkraft gelangt und in der sich alle Mitglieder gegenseitig fördern.

Der Bio-Gärtner kennt über die Förderung guter und die Verhinderung schlechter Nachbarschaft hinaus noch weitere natürliche Möglichkeiten, seine Pflanzen zu schützen. Und viele davon greifen wiederum auf die Heil- und Schutzkraft von Pflanzen oder Pflanzenteilen zurück. Von Ringelblumen und Tagetes mitten im Gemüsebeet war schon die Rede. Mit Rainfarntee vertreibt man die lästigen Erdraupen und Erdflöhe, die Larven des Maikäfers hassen Knoblauch im Gemüsebeet, mit Wermuttee und Wermut in der Nachbarschaft schützt man Johannisbeeren und Kirschen.

Wichtig ist natürlich, dass die Wachstumsbedingungen für die Pflanzen auf einem Beet günstig sind, dass der Boden locker und humos ist, dass man Fruchtwechsel einhält, gesunde Samen verwendet, kranke Pflanzenteile sofort wegschafft, Nützlinge fördert, die Erde durch eine Mulchdecke schützt – und was dem Bio-Gärtner sonst noch alles zur zweiten Natur geworden ist.

Pflanzenschutz durch Pflanzen haben nicht nur unsere Ahnen und Urahnen mit Erfolg und Überzeugung betrieben, sondern auch viele Pioniere und Praktiker des naturgemäßen Gartenbaus in unserem Jahrhundert. Sie ließen sich nicht von den simplen Rezepten einer Landwirtschaft blenden, die ausschließlich mit Hilfe chemischer Mittel Erfolg verhieß. Sie haben an traditionelle Hausmittel und Pflanzenschutz durch Pflanzen schon zu einer Zeit geglaubt, als die wissenschaftlichen Beweise für deren Wirksamkeit vielfach noch fehlten. Und auch heute sind die Forscher noch nicht am Ziel, haben der Natur längst nicht alle ihre Geheimnisse abgelauscht. Doch sie können mit Intuition, Einfühlsamkeit und Liebe zu den Mitgeschöpfen oft tiefer in natürliche Zusammenhänge eindringen als mit den Mitteln exakter Forschung allein.

Gesetz der organischen Resonanz

Was schon bei der Cosmo-Therapie für Menschen zu beobachten war, das gilt auch für die Wirkungen von Pflanze zu Pflanze: Gleiche Funktionen werden von gleichen Kräften gesteuert. Ich nenne dies das **»Gesetz der organischen Resonanz«.**

Aromatische Wurzel- bzw. Holzöle, die von einer Pflanze ausgehen, beeinflussen das Wurzel- bzw. Holzwachstum einer anderen, der diese Botschaft übermittelt wird. Sie fördern die Wasser- und Nährstoffaufnahme des Adressaten ebenso wie die Speicherfähigkeit seiner Wurzeln, und sie stärken das Bodenleben.

Aromatische Blatt- und Sprossöle aktivieren bei anderen Pflanzen die Blatt- und Sprossfunktion, regulieren die Säftezirkulation, die Atmung, regen die Zucker- und Blattgrünbildung (Photosynthese) an und stärken die Abwehrkräfte sowie die Fähigkeit zur Entgiftung.

Aromatische Blüten-, Frucht- und Samenöle regen zu üppiger Blüte und schönerer Blütenfärbung an und fördern außerdem die Duftstoff- und Nektarproduktion der mit ihnen behandelten Pflanzenregion. Auch die Frucht- und Samenbildung wird durch duftende Gaben aromatischer Blüten-, Frucht- und Samenöle positiv beeinflusst.

Die Aromatische Pflanzenpflege wirkt also durch den Einsatz des genau entsprechenden ätherischen Öls ganz gezielt auf bestimmte Teilbereiche der Pflanze ein.

Herstellung, Zusammensetzung und Information der Spritzmittel

Die zum Einsatz gebrachten Essenz-Gemische bestehen aus:

- **Blüten-Pflege** (aus diversen Blüten-Essenzen),
- **Blatt-Pflege** (aus diversen Blatt-Essenzen),
- **Wurzel-Pflege** (aus diversen Wurzel-Essenzen).

Als organisches Lösungsmittel für die Mischung der ausgesuchten ätherischen Öle wird natürlicher Alkohol verwendet, der dann in Wasser gelöst wird.

Die Wirkung beruht auf dem »Gesetz der organischen Resonanz« zwischen allen Organen von Lebewesen – hier besonders der Pflanzen-Organe – basierend auf der Wirkung von ätherischen Ölen als hormonähnliche Pflanzenwirkstoffe.

Alle verwendeten Essenzen sind hochfeine Qualität und sind aus biologischem Anbau oder aus Wildsammlungen gewonnen. Sie werden mit einem bestimmten von Dr. Gümbel entwickelten energetischen Verfahren mit Schwingungen von speziell ausgesuchten Edelsteinen, Farben und Klängen informiert und bei optimaler Lagerung zur »Reifung« gebracht.

Diese Energetisierung oder Information bewirkt eine resonante Schwingungserhöhung, die sich in einer Duftsteigerung bemerkbar macht und die anregende Wirkung auf die Pflanzen verstärkt.

Für den großflächigen Einsatz in der Landwirtschaft (siehe Kapitel »Einsatz in der Landwirtschaft«, Seite 63) werden Sondergrößen mit spezifischer Anwendungsbeschreibung und Beratung geliefert. Bestellung und Information direkt über Dr. Gümbel (Bezugsadresse siehe am Ende des Buches).

Wurzel- und Holzaromen

Wurzelaromen – in den Pflanzenwurzeln produziert – haben vor allem Auswirkungen auf die umgebende Lebensgemeinschaft; sie können das Bodenleben beeinflussen und Vermehrung, Wachstum und Entwicklung von Mikroorganismen fördern, aber auch hemmen.

Die Wurzeln selbst sind ja in innigstem Kontakt mit dem Boden, dessen Mikroorganismen für sie das ringsum anfallende organische Abfallmaterial sozusagen »vorverdauen«. So können solche organischen Bausteine ohne großen Zeit- und Energieaufwand von den Wurzeln dem eigenen Stoffwechsel nutzbar gemacht werden. Pflanzenwurzeln sind nämlich keineswegs darauf angewiesen, »Fertiggerichte« von in Wasser gelösten Nährstoffen in Form von Ionen bzw. von mineralischem Kunstdünger aufzunehmen, wie eine florierende Agrarchemie Gärtnern und Landwirten jahrzehntelang eingeredet hat. Im Gegenteil – unter dem Einfluss einer permanenten »künstlichen Ernährung« verarmt das Bodenleben, und seine Verdauungsorgane verlieren ihre Leistungsfähigkeit, indem sie ihre eigentliche Funktion »vergessen«.

Die Wurzeln aber bedanken sich für die Dienstleistungen der Mikroorganismen auf ihre Weise, indem sie sie durch ihre organischen Ausscheidungen an den Wurzelspitzen mit einer Art Schleim (*Mucosa*) »füttern«, in dem Zucker, Enzyme

Lesen Sie bitte auf Seite 43 weiter.

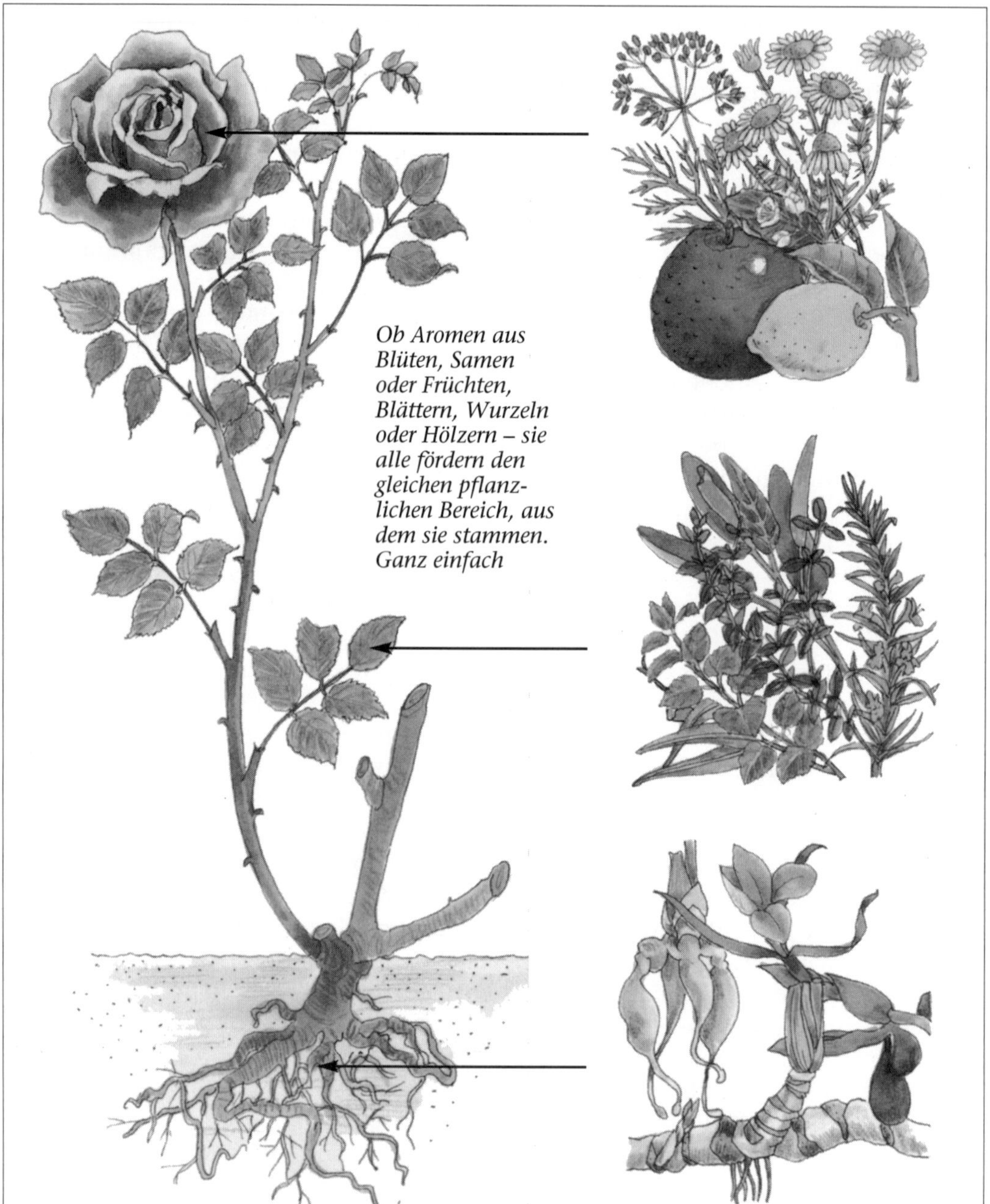
Ob Aromen aus Blüten, Samen oder Früchten, Blättern, Wurzeln oder Hölzern – sie alle fördern den gleichen pflanzlichen Bereich, aus dem sie stammen. Ganz einfach

Fortsetzung von Seite 41

und stimulierende Substanzen für das Wachstum und die Entwicklung der Bodenlebewelt enthalten sind.

Unter den einheimischen Pflanzen, die wirksame ätherische Wurzelöle produzieren, sind vor allem die Doldenblütler (*Umbelliferae*) zu nennen, zu denen so würzige Vertreter gehören wie Fenchel (*Foeniculum*), Kümmel (*Carum*), Petersilie (*Petroselinum*), Sellerie (*Apium*), Liebstöckel (*Levisticum*), Pastinak (*Pastinaca*), Möhre (*Daucus*), Engelwurz (*Angelica*), Dill (*Anethum*), Koriander (*Coriandrum*), Kerbel (*Anthriscus*). Aber auch Baldrian (*Valeriana*) gehört zu den begehrten heimischen Wurzelöl-Lieferanten.

Nicht von ungefähr handelt es sich bei den meisten genannten Pflanzen um geschätzte Gewürze, was den sprachlichen Zusammenhang zwischen Wurzel und Würze zusätzlich verdeutlicht. Die Duft- und Geschmacksstoffe dieser Pflanze sind leichtflüchtige Öle, die vor allem in den Wurzeln gebildet werden.

Ein weiteres einheimisches Wurzelöl hat uns der Kalmus (*Acorus calamus*) zu bieten, eine Staude mit knolligem, aromatisch riechendem Wurzelstock, die an feuchten Teichrändern und in Gräben gut gedeiht.

Besonders ergiebige Duftspender sind die Wurzeln einiger Exoten, unter denen das tropische Gras *Vetiveria zizanioides* eine wichtige Rolle spielt. Sein kostbar erdiges Aroma ist ebenso begehrt wie das seit biblischen Zeiten berühmte Indische Nardenöl, das der Wurzelspross des Nardengewächses *Nardostachys jatamansi* liefert.

Für alle Wurzelöle gilt, dass sie einen erdigen und sogar leicht moorigen Duft verströmen.

Die Holzöle sind mit den Wurzelölen in einer Gruppe zusammengefasst, weil der Stamm eines Baumes, die verholzten Äste eines Strauchs gleichsam die ins Oberirdische verlängerte Wurzel einer

Ergebnisse einer gezielten Aromatischen Pflanzenpflege

Besseres Blattwachstum und frischeres, gesünderes Aussehen.
Intensivere Blütenfarbe und eine Intensitätssteigerung des arteigenen Aromas der Frucht, Blume oder Pflanze.
Kürzere Internodien, bessere Verzweigung und guter Knospenansatz.
Erhöhtes Regenerationsvermögen bei durch Krankheit und »Schädlings«-Befall geschädigten Blättern.
Sichtbarer Rückgang akuten Blattlausbefalls.
Blattälchen verschwinden.
Bessere Verarbeitung der Düngergaben.
Verbesserung des Bodenlebens; die Mikroorganismen werden durch Düfte gleichsam »gedüngt« und können sich leichter vermehren.
Allgemeine Steigerung der Widerstands- bzw. Abwehrkräfte z.B. gegen Pilz- und bakterielle Erkrankungen. ✿

Pflanze darstellen. Denn das Holz hat fast die gleichen Funktionen wie die Wurzel selbst, es dient als Wasserleitung, zur größeren Festigkeit des Spross- und Wurzelsystems und zur Speicherung organischer Substanzen.

Eines der kostbarsten Holzöle liefert der Weiße Sandelholzbaum (*Santalum album*) Ostindiens, und besonders aromatisch ist auch das Öl des immergrünen Zimtbaums (*Cinnamomum zeylanicum*), das aus dem Rindenbast gewonnen wird. Aber auch bei uns heimische oder häufig angebaute Koniferen wie Latschenkiefer oder Wacholder liefern hoch wirksame Öle, die nicht nur aus Nadeln und Früchten, sondern auch aus dem Holz gewonnen werden.

Blüten-, Frucht- und Samenaromen

Duftende Blüten haben natürlich vor allem die Aufgabe, Insekten anzulocken, die sich auf der Suche nach dem begehrten Nektar gleich als Transporteure von Blütenstaub von einer Pflanze zur anderen betätigen.

Blütendüfte beeinflussen aber auch andere Pflanzen positiv oder negativ. Dabei hat sicher schon manch einer beim Zusammenstellen und Arrangieren gemischter Blumensträuße Erfahrungen gemacht, wie sie auch von *Budina* 1992 beschrieben wurden: So vertragen sich Flieder und Maiglöckchen einfach nicht in derselben Vase; der durchdringende Duft der Maiglöckchen bringt den Flieder zum Welken. Als Störenfriede in einer Schnittblumen-Gemeinschaft wirken auch *Reseda odorata,* die duftenden Reseden. Andererseits würden sich die Blüten der Kapuzinerkresse (*Tropaeolum*) kaum länger als einige Stunden halten; in Gesellschaft eines Thujazweigs bleiben sie tagelang frisch. Eine ähnliche Erfahrung kann man mit einem Thujazweig im Tulpenstrauß machen. Auch Rosen betätigen sich in manchen Arrangements mit ihren Düften als Spielverderber, indem sie andere Blüten welken lassen. Budina merkt dazu an: »Die Wechselbeziehungen der Pflanzen sind so auffallend, dass es unverständlich ist, warum sich die Wissenschaft dieses Phänomens noch nicht angenommen hat.«

Ätherische Blütenöle werden bevorzugt aus den Blüten der Echten Kamille (*Matricaria chamomilla*), aus Rosenblütenblättern – das berühmte Rosenöl –, aber auch aus Orangen- und Lavendelblüten gewonnen. Wirksame und wohl riechende Fruchtöle gewinnt man aus den Schalen von Zitrusfrüchten wie Orange und Zitrone. Samenöle liefern vor allem die Aroma-Produzenten Fenchel (*Foeniculum*), Kümmel (*Carum*) und Anis (*Pimpinella anisum*).

Blüten- und Fruchtaromen haben besonders leichte, helle Nuancen. Rosen-, Orangenblüten- und Kamillenduft wirkt mehr blumig, während ätherische Öle aus Pomeranzen- oder Orangenschalen ein angenehm fruchtiges Aroma verströmen.

Was die Wirkung von Düften verschiedener Früchte auf andere Pflanzen angeht, so kann man auch hier die Erfahrungen Budinas leicht selbst überprüfen. Bringt man im selben Keller früh und spät reifende Apfelsorten zusammen, so führt das zu vorzeitiger Reife der späten Sorten, denn »Äthylen beschleunigt allgemein die Reifung von Früchten aber auch das Keimen des Pollens verschiedener Pflanzen, hemmt dagegen in hoher Dosis das Längenwachstum von Keimlingen; schwache oder auch kurzzeitige Äthylengaben fördern es.« Deshalb sollte man auch vermeiden, Kartoffeln und Äpfel im selben Raum zu lagern, denn das von reifen Äpfeln abgegebene Äthylengas regt die Kartoffeln zur vorzeitigen Auskeimung ihrer Sprosse an. Im Gartenbau wird die Äthylenwirkung auch zur Blüteninduktion, z.B. bei Ananasgewächsen eingesetzt.

Blatt- und Sprossaromen

Besonders gehaltvolle Lieferanten von Düften, die aus Blättern, Stängeln oder auch aus dem gesamten blühenden Kraut (mit Ausnahme der Wurzeln) gewonnen werden, stellt die Familie der Lippenblütler (*Labiatae*). Aromen aus überirdischen Pflanzenteilen sind frischer, heller und ganz einfach krautiger als die erdigen Düfte der Wurzelöle. Von kräftig würziger Herbheit ist das Aroma des Salbeis und des Thymians (*Thymus*), während Rosmarin (*Rosmarinus*) und Lavendel (*Lavandula*) intensiv, aber doch lieblicher duften. Doch auch das ganze übrige Kräuterbeet mit Minze (*Mentha*), Ysop (*Hyssopus*), Majoran (*Majorana*), Bohnenkraut (*Satureja*) und Zitronenmelisse (*Melissa*) hat exquisite Düfte zu bieten. Süßlich-frische Gerüche spenden die Blätter des Eukalyptus, während Zitronengras und Kiefernnadeln für eine etwas hellere, herbe Duftnote sorgen.

Blatt- und Sprossaromen wirken – anders als die Wurzelöle – eben nicht in den Boden hinein, sondern in die umgebende Luft und können sich dort ungehindert verbreiten, um schließlich an ihr Ziel zu gelangen; das kann ein Mensch, ein Tier, aber auch eine andere Pflanze sein, wobei der ausgesandte Duft dem Adressaten sowohl zum Nutzen wie auch zum Schaden gereichen könnte. So gibt es Baumarten, die zur Abwehr von Blatt fressenden Raupen Wirkstoffe erzeugen, die sie innerhalb weniger Stunden in ihren Blättern konzentrieren können und die den »Schädlingen« den Appetit verderben. Da diese Warnaromen teilweise flüchtig sind, können sie auch auf benachbarte Bäume gelangen und bei den Artgenossen ebenfalls die Produktion von Abwehrstoffen auslösen (*Kerner, D. u. J.* 1992).

Düfte transportieren Informationen

Die Tatsache, dass von manchen Pflanzen ätherisches Öl in einer Menge produziert wird, die über ihren ureigenen Bedarf weit hinausgeht, weist darauf hin, dass dieser Überschuss wohl anderen Lebewesen zugedacht sein muss.

Diese Pflanze kann also Pflanzen in ihrer Nachbarschaft, Menschen und Tiere an ihrem Reichtum teilhaben lassen, indem sie die von ihr gespendeten und ausgesandten ätherischen Öle mit einer Duftbotschaft befrachtet, sie zum Träger von Informationen macht. Das können Wachstums- oder Entwicklungsimpulse an den Adressaten, das kann aber auch eine Anregung des Bewusstseins des Pflanzenwesens sein, die solche Informationen empfängt.

Über ihren feinstofflichen Leib verbindet sich die Pflanze direkt mit den fremden ätherischen Duftmolekülen, sodass sich deren Schwingung bis in die feststofflichen Zellstrukturen hinein überträgt.

Der Duft ist die Wirkung

Die Pflanze hat zwar kein spezielles Organ zur Wahrnehmung von Düften, doch ist sie in ihrer Gesamtheit ein einziges Sinnesorgan, und sie reagiert als Ganzes auf den Duft und antwortet auf den Reiz, den er auf sie ausübt: mit Blühen, Wachsen, Reifen, Fortpflanzung.

Eine kühne Behauptung, mag manche Leserin, mancher Leser denken, doch die beschriebene Reaktion ist schon nach relativ kurzer Duftbehandlung an Zimmer-, Kübel- oder Gartenpflanzen zu beobachten. Sie reagieren auf die aromatische Information, und es erweist sich, dass ihre Blätter grüner und gesünder, die Triebe kräftiger, die Blüten üppiger aussehen als vorher.

Geübt im Umgang mit Computern wissen wir, dass ein Rechner nicht selber denkt und nur solche Daten verarbeiten kann, die vorher eingespeichert wurden. Wenn wir davon ausgehen, dass die ätherischen Öle die Informationsträger der Pflanzenseele und damit auch ihres gesamten Heilvermögens, ihres »Charakters« sind, und wenn wir ferner wissen, dass diese Düfte die »Essenz« der Pflanze darstellen, so muss mit diesen Essenzen ein geistiges Wesen als Gestalt gebende Kraft und zugleich als »Artgedächtnis« verbunden sein. Man könnte also sagen, die ätherischen Öle sind die Träger der geistigen Gestaltungskräfte.

Interessant ist hier sicher das botanische Faktum, dass sich im Reifeprozess der Pflanzen die ätherischen Öle aus ihren Vorstufen (abgeleitet vom Traubenzucker) bis zu dem Zeitpunkt entwickeln, da der Samen in der Blüte angelegt wird. Samen ist nämlich, wenn er zur Reife kommen soll, auf die informative Energie des ätherischen Öls in den verschiedenen Pflanzenteilen angewiesen.

Das ist auch der Grund, warum bei den Lieferpflanzen für ätherisches Öl die Blüte noch nicht zum Samen ausgereift sein darf, wenn man an die Gewinnung der Essenzen geht. Das gilt natürlich nicht für die Aromen aus Samen, die erst im Stadium voller Reife geerntet werden dürfen.

Der Samen verkörpert sozusagen die Idee der jeweiligen Pflanzenart; in ihr ist also nicht etwa die künftige Pflanze bereits en miniature angelegt. Vielmehr teilen und formieren sich hier embryonale

Zellen, gesteuert von den geistigen Gestaltungskräften, deren Träger die ätherischen Öle sind. Sie dirigieren auch die Stoffwechselvorgänge mit ihren Millionen Funktionen.

In ihrem Samen konzentriert sich die Pflanze auf sich selbst, denkt sich selbst, verkörpert sich ihr Selbst- oder Artbewusstsein; aus ihrem Samen bringt sie sich immer wieder selbst hervor.

Übrigens produziert jede Pflanze auf unserer Erde ätherisches Öl, allerdings sind es vielfach nur so verschwindend geringe Mengen, dass eine Gewinnung zu aufwendig und zu teuer wäre. In allen Pflanzen wirken also auch Essenzen mit dem für sie typischen, für uns oft nicht mehr wahrnehmbaren Geruch als Informationsträger und Bio-Katalysatoren aller Lebens- und Stoffwechselvorgänge.

Duft und Liebe für gutes Gedeihen

Wenn wir am Anfang des Buches festgehalten haben, dass pflanzliche Düfte die Seele der Menschen erreichen und auch bewegen können, so gilt gewiss auch ein umgekehrter Effekt: Wir erreichen mit unseren Gefühlen und Wünschen, mit unserer Zuwendung auch die Pflanzen. Sie können unter Einwirkung unserer Gefühlsenergie besser gedeihen, schöner blühen und sogar von Krankheiten geheilt werden.

Schon immer hat man es gewusst, dass Pflanzen nicht nur gegossen und gedüngt sein wollen, sondern dass man sie auch mit Liebe versorgen und mit Zuneigung verwöhnen muss. Was dem »grünen Daumen« dieses oder jenes Pflanzenliebhabers in der näheren oder weiteren Bekanntschaft zugeschrieben wurde, ist eigentlich nichts anderes als das geistig-seelische Einwirken des Menschen auf seine Pflanzen.

Es wirken die ätherischen Öle dabei auch in umgekehrter Richtung als Informationsträger, als Disketten, und dienen der Übermittlung von Liebe.

Heute lässt sich ja auch die im Laufe der Evolution entstandene Lücke zwischen Pflanze und Mensch wieder schließen. Wir können zu den Pflanzen ins verlorene Paradies zurückkehren und mit ihnen eins werden.

Die ätherischen Öle sollten uns helfen, von den Pflanzen zu lernen, wie durch die Verbindung von Himmel und Erde in der Photosynthese Leben entsteht.

Pflanzenschutz nach Maß

So mancher Garten- und Pflanzenfreund denkt erst dann an Pflanzenschutz, wenn die Krankheit bereits ihre Spuren hinterlassen hat. Da wird dann oft genauso unbedacht verfahren wie bei menschlichen Leiden. Man legt gleich schweres Geschütz an, und zwar gegen die Symptome, die doch eigentlich nur warnende Anzeichen sind. Bis an die Wurzeln des Übels dringt man dabei nicht vor. Ausserdem sind die »sofort wirkenden«, meist hoch dosierten Mittel zur Symptombekämpfung immer giftig, haben also Nebenwirkungen.

Giftige Spritzmittel im Garten können auch Menschen und Haustieren schaden, wenn man sie einatmet oder falls es zu Hautkontakt kommt; ausserdem gefährden sie viele »Nützlinge«. Und was besonders fatal ist – da man mit ihnen die Ursachen der Krankheit nicht beseitigt, erkranken die Pflanzen immer wieder, d.h. die Krankheit wird mit der Zeit chronisch.

Selbst bei ganz akuten, schweren Erkrankungen der Zimmer-, Garten- oder Feldpflanzen sollte man nicht gleich die Nerven verlieren, sondern zu allererst nach den Gründen forschen. Im äussersten Fall verzichtet man lieber auf eine todkranke Pflanze, statt dass man den Pflanzen, der Umwelt und sich selbst die gefährlichen Nebenwirkungen einer Giftbehandlung zumutet.

Für die Behandlung mit den Mitteln der Aromatischen Pflanzenpflege ist es im Übrigen nie zu spät. Man braucht halt etwas Geduld, bis sich ihre Wirkung am Zustand der langsam gesundenden Pflanze ablesen lässt.

Wer seine Zimmer- und Gartenpflanzen, seine Feldfrüchte und Weinstöcke schon immer mit biologischen Schutz- und Pflegemitteln behandelt, also auf den Einsatz von »Chemie« im Haus, Garten und Feld nach Möglichkeit verzichtet hat, der sollte sein Sortiment jetzt um die Präparate der **Aromatischen Pflanzenpflege** wirkungsvoll erweitern.

Wo man bisher mit organischen Düngemitteln wie Meeresalgenpräparaten, Wildkräuterauszügen, Pflanzendrogen, Naturmineralien und vor allem reifem Kompost operierte, kommen jetzt die Wurzel-, Blatt- und Blütenpflege mit Hilfe heilender und stärkender Aromen hinzu. Da wird also nicht länger »mit Kanonen auf Spatzen geschossen«, sondern durch vorbeugende Stärkung der Widerstandskraft für gesundes Wachstum, Resistenz gegen Krankheiten und die Fähigkeit der Pflanzen gesorgt, mit »Schädlingen« jeder Art selber fertig zu werden.

Wie man in der Humanmedizin heute wieder mehr und mehr auf natürliche Heilmittel setzt, so sind auch im Umgang mit Pflanzen die »sanften« Methoden gefragt. Dem Bio-Gärtner liegt nichts daran, partout die dicksten Kartoffeln und rekordverdächtige Zwiebeln zu ernten. Sein Ziel ist gesundes Gemüse und Obst mit kräftigem, sortentypischem Geschmack. Dann braucht man auch die Überdüngung des Bodens und Rückstände von toxischen Pflanzenschutzpräparaten im Obst und Gemüse und im Getreide nicht länger zu fürchten. ✿

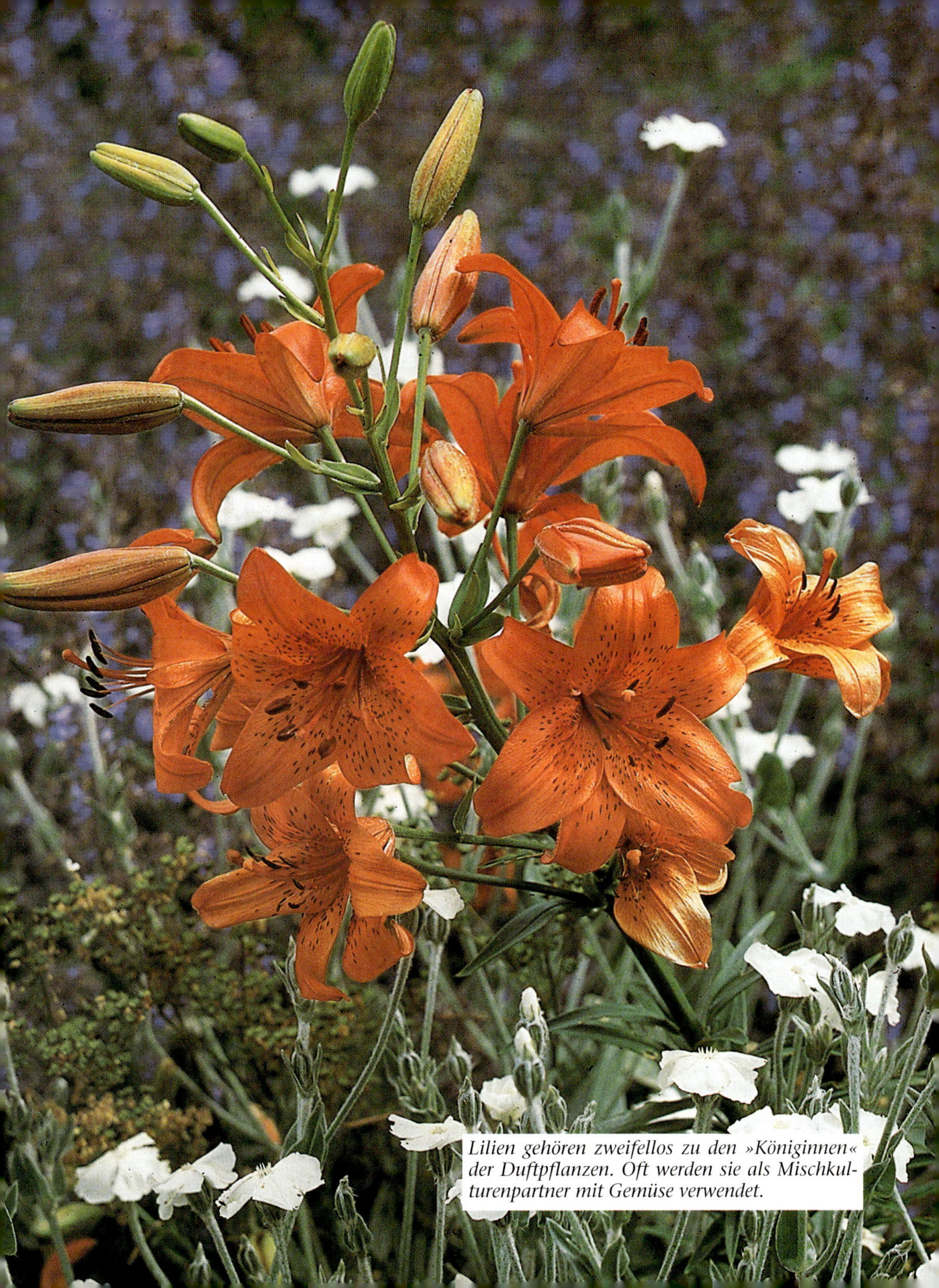

Lilien gehören zweifellos zu den »Königinnen« der Duftpflanzen. Oft werden sie als Mischkulturenpartner mit Gemüse verwendet.

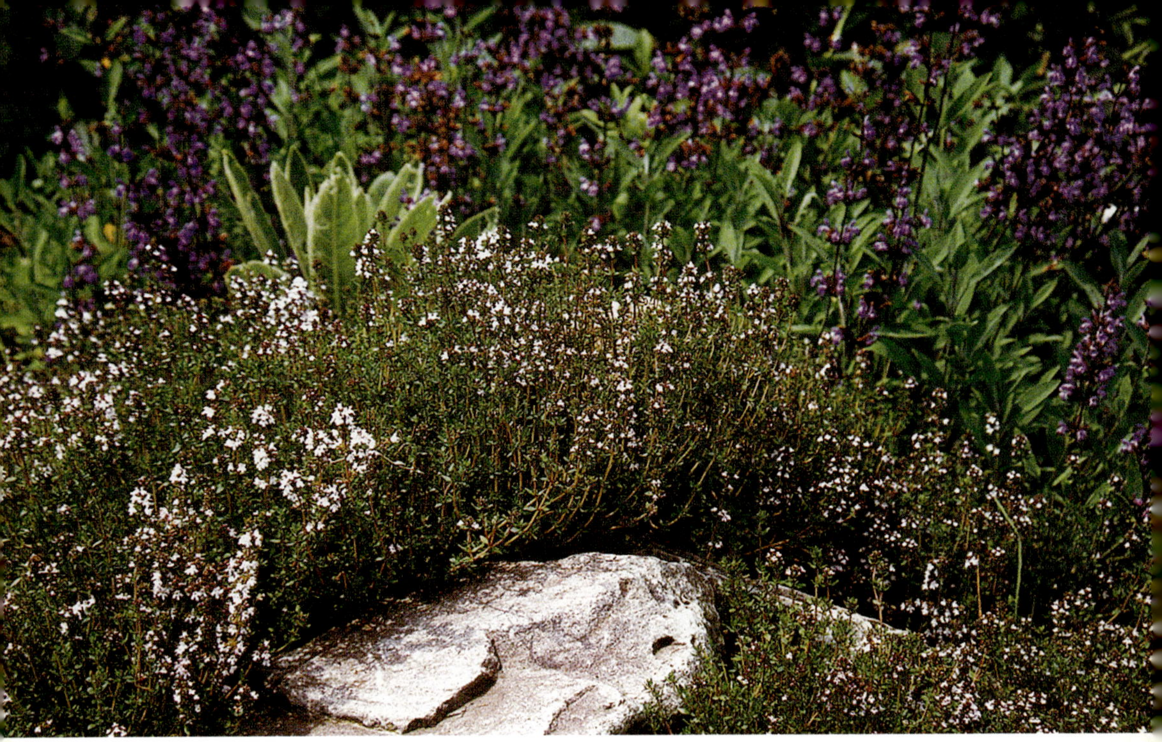

Oben: Duft- und Gewürzkräuter verströmen auffallend intensiv ihre Aromen weit über ihren Standort hinaus. Eine Wohltat für Pflanzen und Menschen. Unten: Wenn von Duftpflanzen die Rede ist, dann dürfen die riechenden Rosensorten nicht vergessen werden. Hier mit Duftkräutern in Mischkultur.

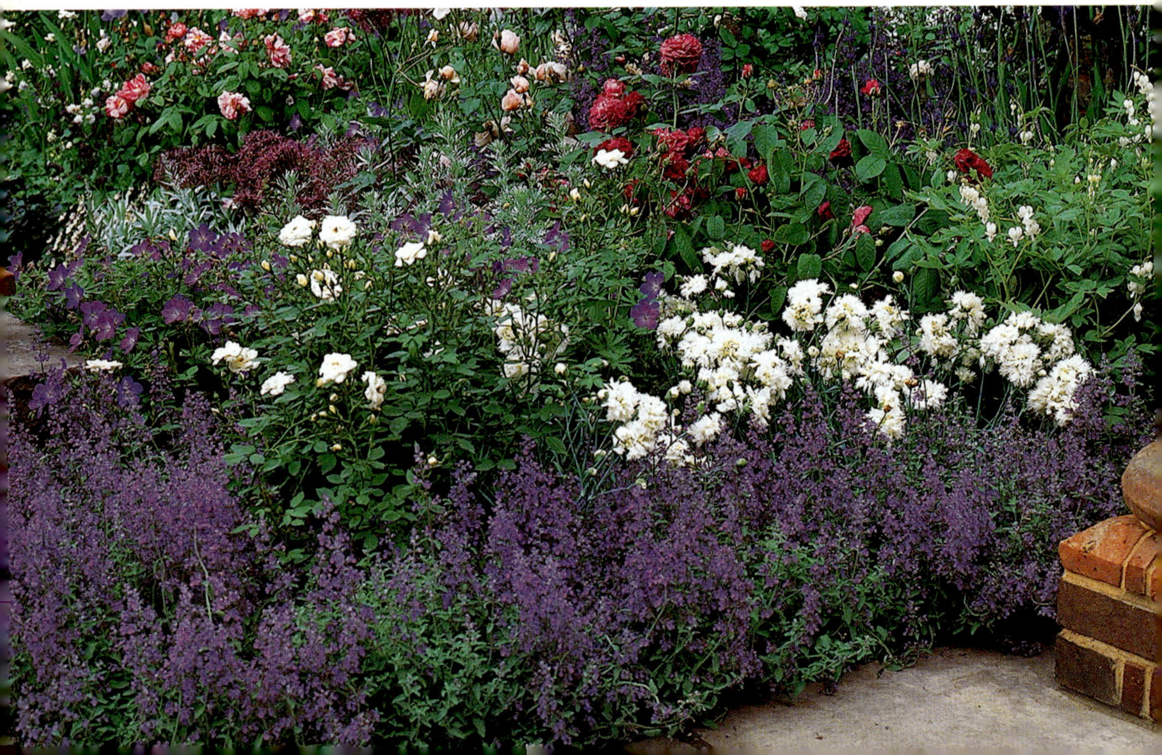

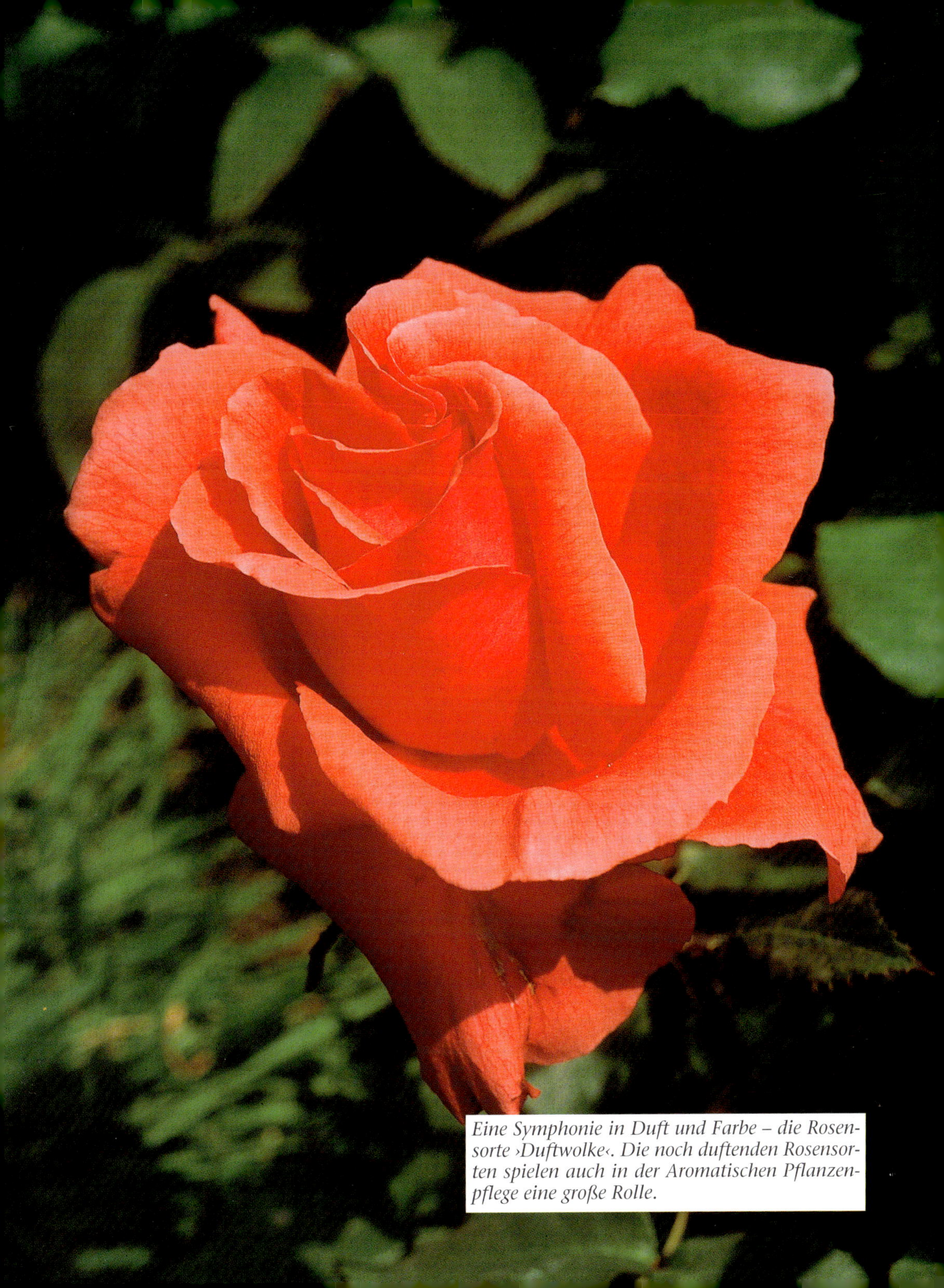

Eine Symphonie in Duft und Farbe – die Rosensorte ›Duftwolke‹. Die noch duftenden Rosensorten spielen auch in der Aromatischen Pflanzenpflege eine große Rolle.

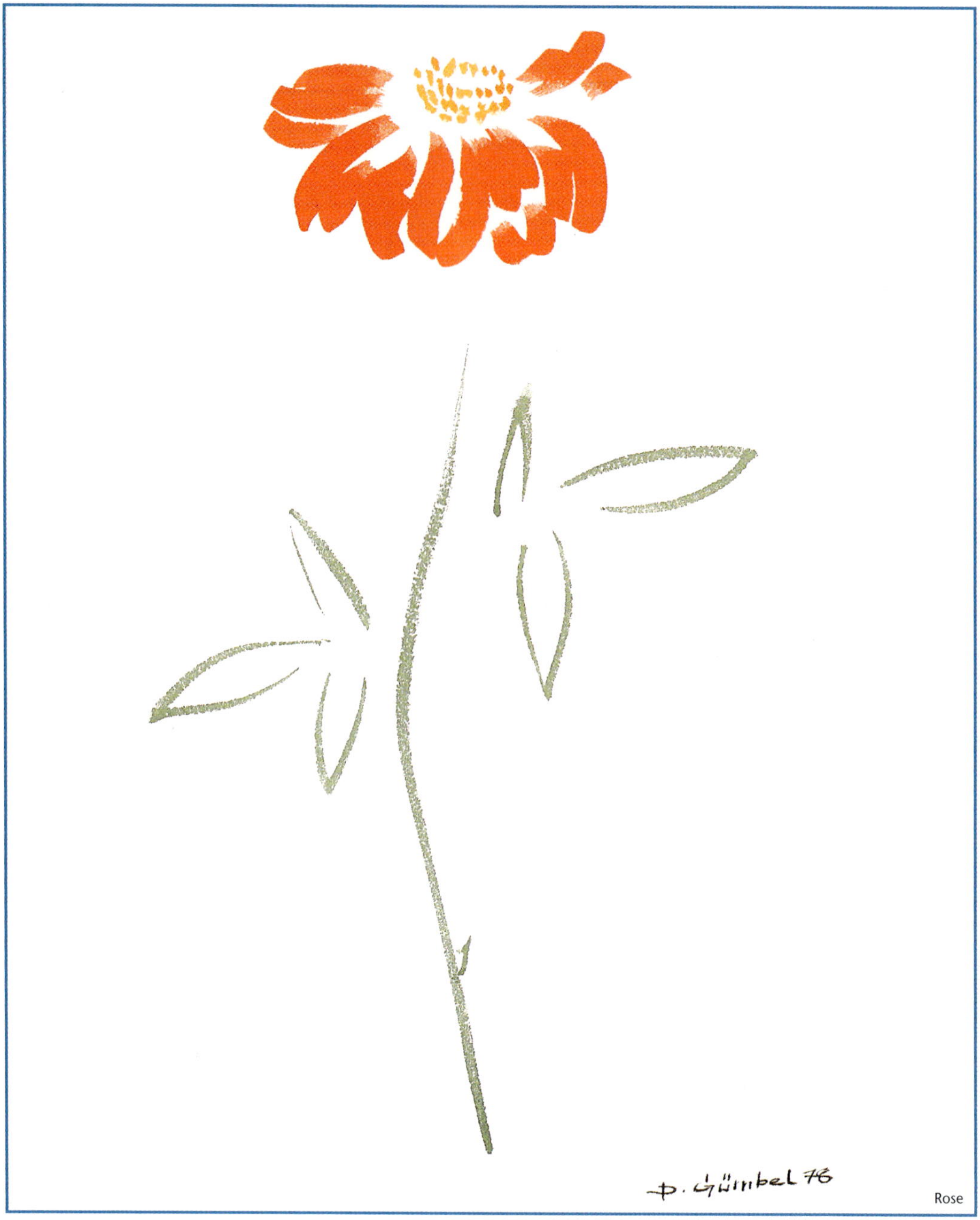

Rose

»Die neue Welt wird nur aus Schönheit erbaut.«

Alle Zitate aus dem Buch von Gitta Mallasz: »Die Antwort der Engel«, Daimon-Verlag, CH-Einsiedeln 1988
Alle Illustrationen von Dr. Dietrich Gümbel (Bezugsquelle: siehe am Schluss des Buches)

Seeschwalbe

»Wie können Wissenschaft und Religion eins werden? Im Neuen Licht wirst du erkennen, dass sie eins sind. So wie Melodie und Rhythmus eins sind, waren auch sie schon immer eins, eins und untrennbar.«

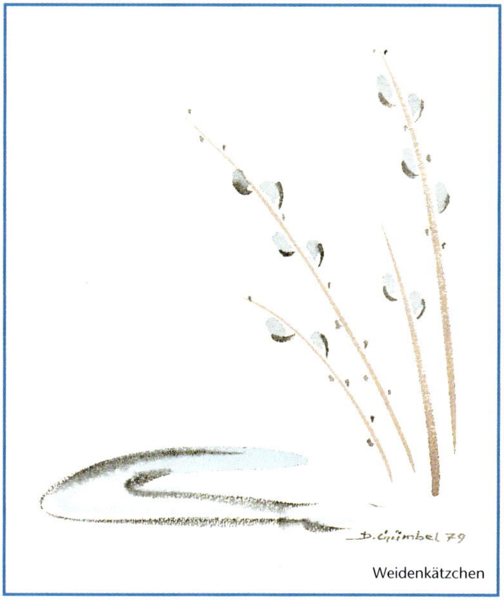

Weidenkätzchen

»Was der Saft für die Pflanze ist, ist für den Menschen die Lebenslust!… Der Saft kommt von unten – die Lebenslust auch.«

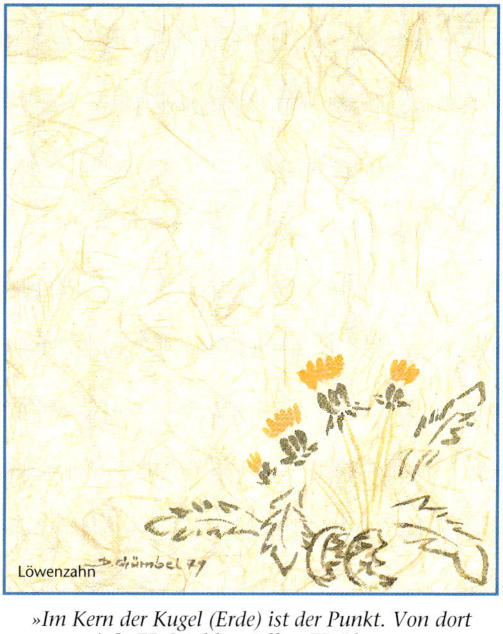

Löwenzahn

»Im Kern der Kugel (Erde) ist der Punkt. Von dort gießt ER Strahlen, öffnet ER Blüten.«

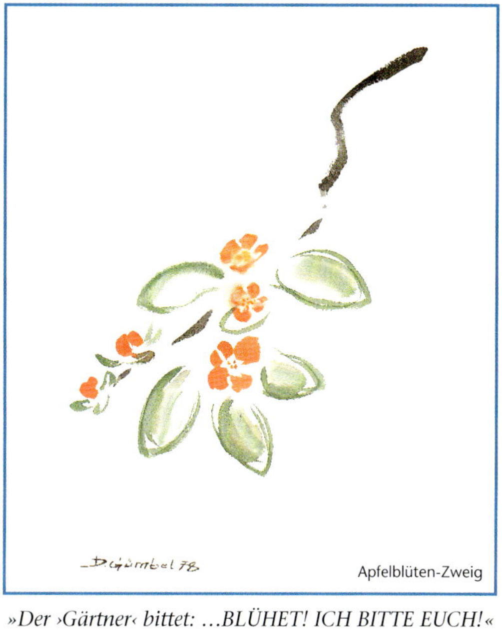

Apfelblüten-Zweig

»Der ›Gärtner‹ bittet: …BLÜHET! ICH BITTE EUCH!«

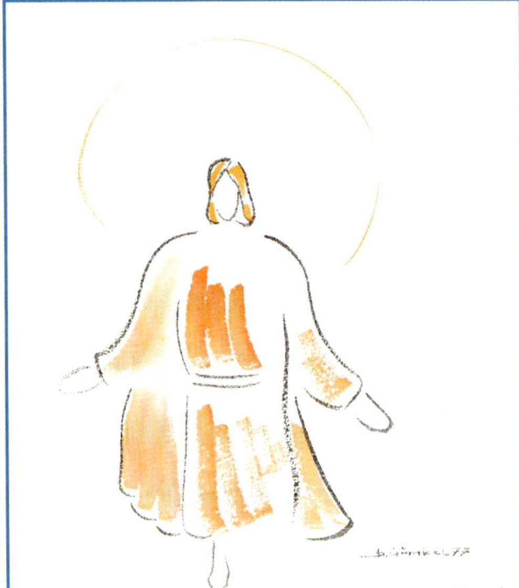

Mensch

*»**Der Mensch ist Körper des Himmels und größer als alle Himmelskörper. Er ist nicht Teil, sondern Ganzheit.** … Alle Himmelskörper sind nur Zellen, der Mensch ist der Geist.«*

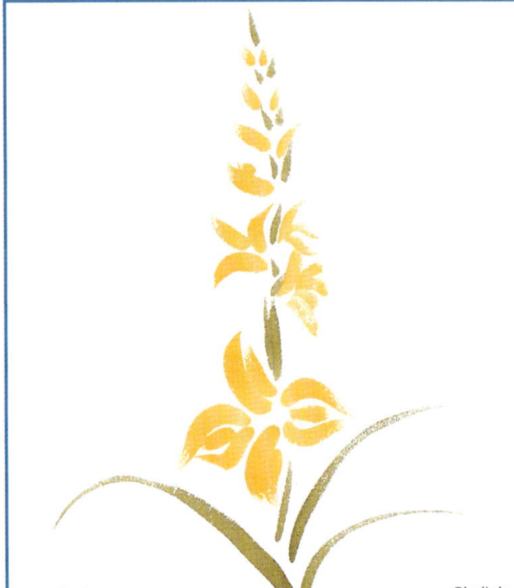

Gladiole

»Die erschaffene Welt ist SEIN Körper.«

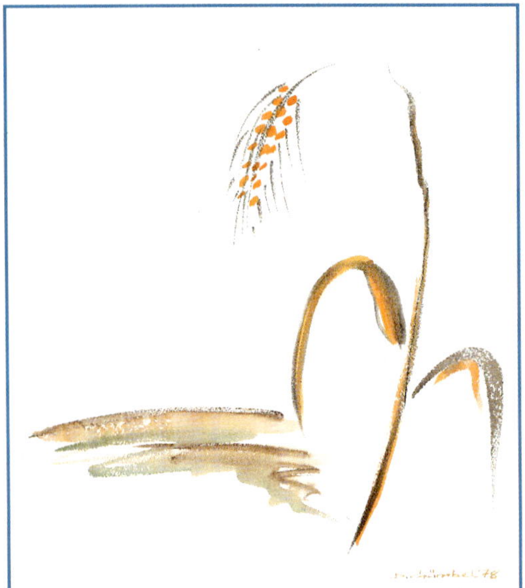

Getreideähre

*»Bis jetzt wuchs der Weizen zum Himmel;
nun senkt sich himmlischer Weizen zur Erde.
Aber wo ist der Himmel? Dort oben? Hier unten?
WAHRLICH – ER IST IN EUCH!«*

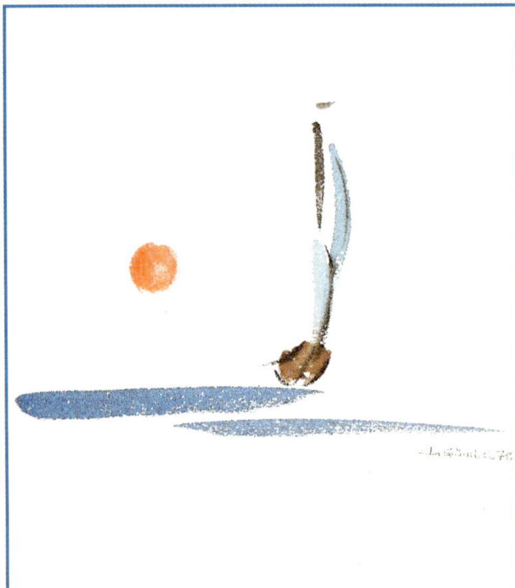

Segelboot

*»Das kleine ›ICH‹ ist eurer größter Schatz.
Nicht verlassen – erheben sollt ihr es!«*

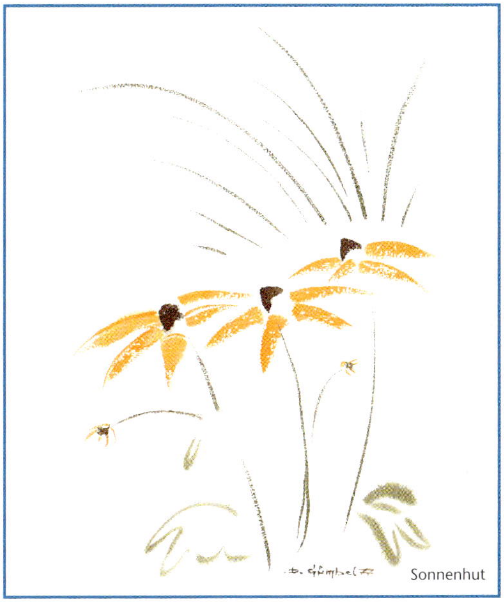

Sonnenhut

»Wahres Gefühl ist unbewegt, liebt alles und strahlt.«

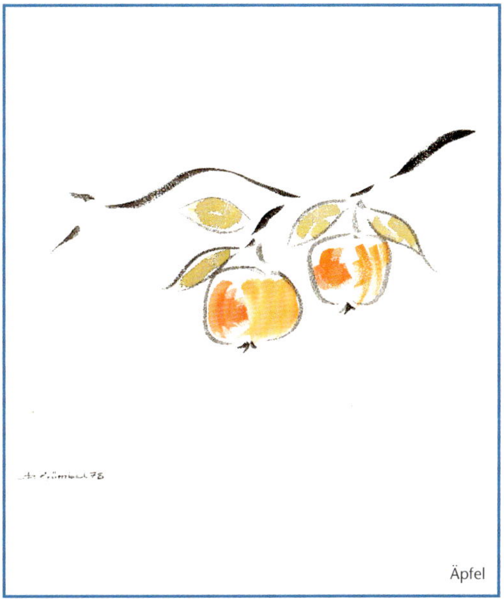

Äpfel

»Ewig Frucht bringender Baum, dort oben und hier unten. An Stelle des vergifteten Apfels trägt er den Apfel des Lichts.«

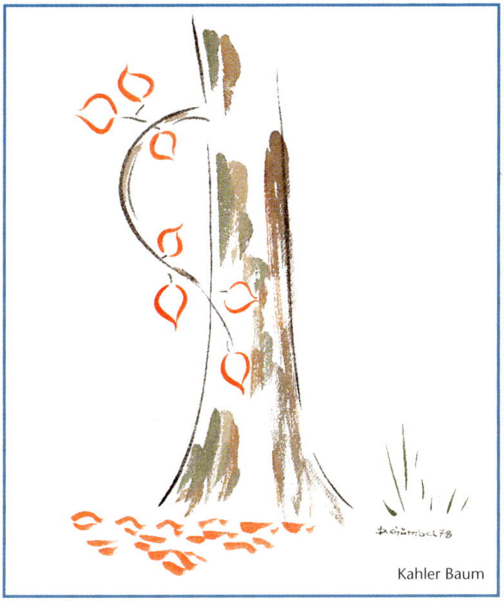

Kahler Baum

»…Noch schreiten wir in einem toten, verdorrten Walde. Der Saft kreist nicht … lustlos ist alles … NUR SAFTVOLLE ÄSTE WERDEN GEPFROPFT – VERDORRTE NICHT.«

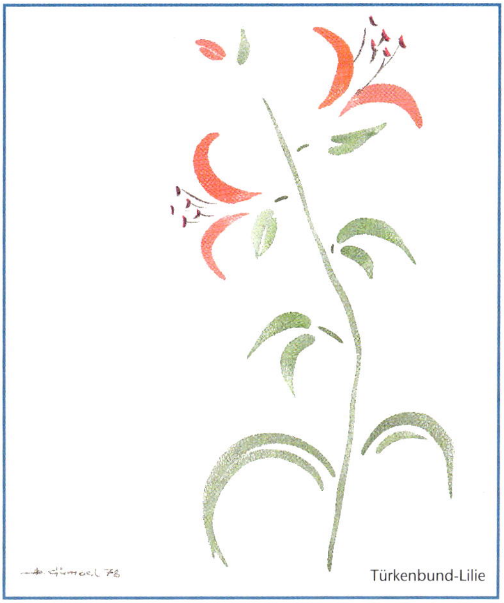

Türkenbund-Lilie

»Rot – Eros – ist irdische Liebe. Blau ist himmlische Liebe. Purpur ist Seine Farbe.«

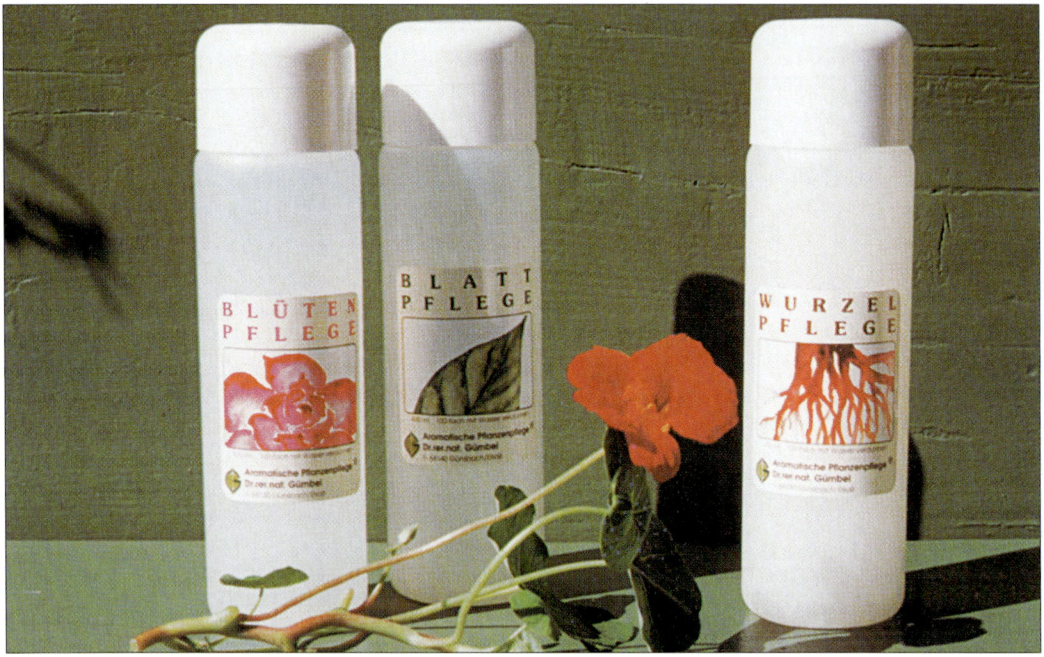

Oben: Die Produktreihe der Aromatischen Pflanzenpflege nach Dr. Gümbel. Von links nach rechts: für die Blüten-, Blatt- und Wurzelpflege. Unten: Aus der Produktreihe der Bio-Kosmetik nach Dr. Gümbel. Von links nach rechts: Körperöl, Gesichtsöl und Ölbad zur energetischen Ganzheitskosmetik.

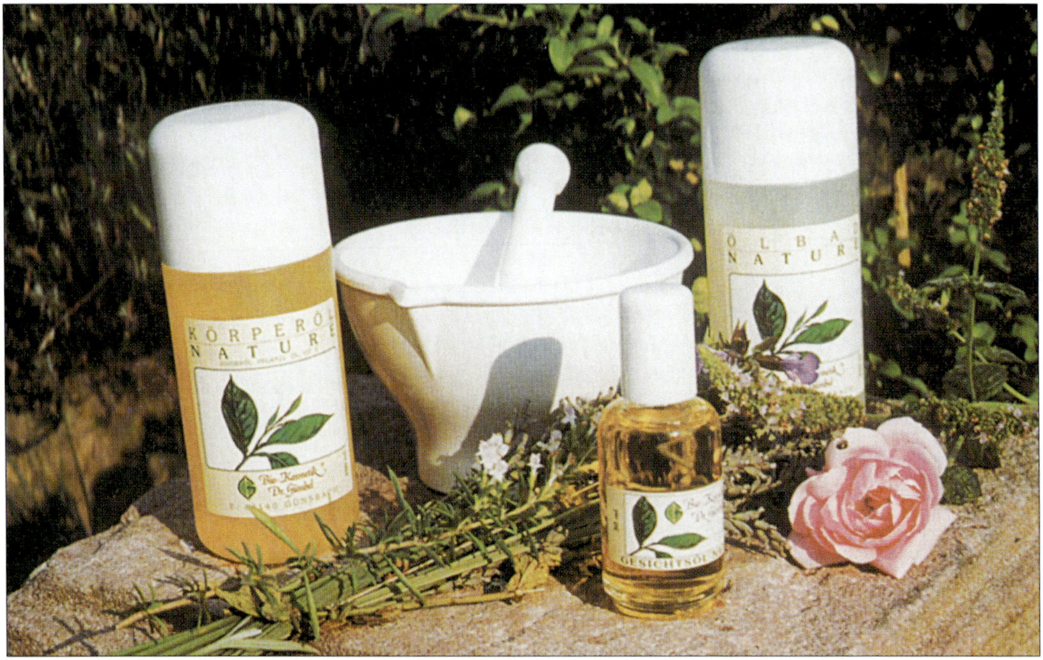

Wilde Rose

Ich pflanzte eine edle Rose,
mit schwachem Wuchs,
und ließ es zu,
dass sie verwilderte
mit
blassen, kleinen Blüten.

Doch im späten Sommer
dankt sie mir ihr Leben
mit leuchtend roten Früchten
ihrer Liebe.

D. Gümbel, 1999

Duftende Pflanzenpflege in der Praxis

Die Präparate der Aromatischen Pflanzenpflege sind keine Wundermittel; sie nützen nur die Kräfte und Energien, die die Natur zur Stärkung von Menschen, Tieren, Pflanzen bereithält. Wer sich die Gesundheit seiner Pflanzen allein aus der Gießkanne oder Sprühflasche erwartet, der wird mit Sicherheit enttäuscht. Gefragt sind nicht Patentrezepte, sondern vorbeugender Pflanzenschutz.

Die gezielte Anwendung

Der Standort bestimmt das Wohlbefinden: Die verschiedenen Gewächse stellen unterschiedliche Ansprüche an Licht und Schatten, Feuchtigkeit und Bodenwärme und sind mehr oder weniger empfindlich gegen raue Winde, Zug- oder Stauluft. Je weiter man ihren natürlichen Bedürfnissen bei der Standortwahl entgegenkommt, desto bereitwilliger gedeihen sie und desto weniger anfällig sind sie gegen »Schädlinge« und Krankheiten. Das gilt für Zimmerpflanzen genauso wie für alles, was im Zier- und Nutzgarten, auf dem Feld und im Weinberg wächst.

Die Wahl der richtigen Sorten und gesunder Samen entscheidet mit. Manche Pflanzensorten sind resistenter gegen »Schädlinge« als andere und gedeihen auch unter erschwerten Bedingungen besser. Saatgut sollte nicht aus Massenkulturen, sondern vom Bio-Züchter stammen; gesunde Pflanzen aus naturgemäßer Anzucht haben günstigere Startbedingungen.

Sauberkeit und Pflege sind ein Stück Gesundheitsvorsorge. Das gilt vor allem für die Kultur von Zimmerpflanzen. Staub und abgestorbene Pflanzenteile sollten regelmäßig entfernt werden, denn sie bieten »Schadinsekten« und Pilzen ideale Angriffsflächen. Auch ist zu bedenken, dass das Quartier auf der Fensterbank oder im Zimmer für die meisten Gewächse ja nur ein Provisorium ist, da man ihnen in unseren Räumen kaum die Bedingungen bieten kann, die sie je nach Art daheim im tropischen Regenwald, im trockenheißen Wüstenklima oder in Sümpfen und Mooren gewöhnt sind.

Überdüngung, aber auch Nährstoffmangel sind zu vermeiden. Die Pflanzen sollen nicht weniger, aber auch nicht mehr Nährstoffe im Boden vorfinden, als sie für ein harmonisches Wachstum brauchen. Mäßige Düngergaben in Form von Kompost, Pflanzenjauchen, Steinmehl und Hornspänen machen die meist zu oft und zu üppig verabreichten Mineraldünger so gut wie überflüssig. Die in solchen Böden gedeihenden Pflanzen sind im Allgemeinen kräftig genug, Krankheiten und »Schädlings«-Befall auch ohne giftige Spritzmittel zu überstehen.

Insgesamt gilt, dass das Umfeld der Pflanzen ausgeglichen und harmonisch sein sollte, damit sich nicht nur natürliches Wachstum und gesunde Entwicklung, sondern auch seelisches Wohlbehagen einstellen kann, das seinerseits zu größerer Abwehrbereitschaft führt. Unter solchen Bedingungen ist die Aromatische Pflanzenpflege eine wichtige zusätzliche Komponente. Sie kann aber auch dort ihre wohltuende Wirkung entfalten, wo die Böden über Jahre durch zu viel Mineraldünger belastet und die Pflanzen durch giftige Spritzmittel nur vordergründig »beschützt« worden sind. Wenn man ernsthaft nach neuen Wegen Ausschau hält, sollte man die Kraft der Düfte und Aromen ins Gesundungskonzept für Böden und Pflanzen unbedingt mit einbeziehen.

Vorbeugende Maßnahmen zum Pflanzenschutz

- Richtige Standortwahl
- Besseres Kleinklima durch Windschutz
- Bodenpflege durch Kompost
- Bereitung von Pflanzenjauchen und -brühen
- Bevorzugung von Steinmehl, Algenkalk und Hornspänen
- Mulchdecke zum Schutz des Bodens
- Gemüseanbau in Mischkultur
- Einhalten der Fruchtfolge
- Wahl der richtigen Nachbarpflanzen
- »Schädlinge« (z.B. Schnecken und Kartoffelkäfer) absammeln
- »Nützlinge« (Marienkäfer, Florfliegen u.a.) schützen
- Für Vogelschutz sorgen
- Den Pflanzen Zuwendung und Liebe zuteil werden lassen ✿

Sprühen oder Gießen?

Man kann die Pflanzen auf unterschiedliche Weise in den Genuss der Aromatischen Pflanzenpflege kommen lassen. Einmal wird der Boden, in dem die Wurzeln ihre Nahrung finden, behandelt und die duftenden Mittel werden zusätzlich auf die oberirdischen Pflanzenteile gesprüht. Die Pflegemittel für Wurzeln, Blätter und Blüten, die in Flaschen angeboten werden, sind in hundertfacher Verdünnung anzuwenden, indem man den Boden damit gießt oder die Lösung in ein Sprühgerät gibt und sie in feiner Dosierung über die ganzen Pflanzen sprüht. Die ätherischen Öle werden übrigens bei der Herstellung aller Mittel der Aromatischen Pflanzenpflege in Alkohol gelöst, weil sie andernfalls nicht mit Wasser verdünnt werden könnten. Als Sprühgerät für Zimmerpflanzen ist ein verstellbarer Feinsprüher für 1,5 Liter Inhalt am besten zu handhaben, für den Garten verwendet man ein handelsübliches Spritzgerät.

Für die Landwirtschaft und den professionellen Großgärtner werden die gleichen Spritzmittel zur tausenfachen Verdünnung mit Wasser angeboten (Bezugsadresse Dr. Gümbel am Schluss des Buches).

Der Umwelt zuliebe

Die Behandlung mit den Mitteln der Aromatischen Pflanzenpflege schützt nicht nur die Pflanzen, sondern verbreitet noch dazu besonders angenehme Düfte. Beim Besprühen der Zimmerpflanzen erzielt man den doppelten Effekt von Pflegemaßnahme und Luftverbesserung. Die kräftigen Aromen vertreiben Rauch oder Küchendunst aus der Zimmerluft. Das Besprühen der Zimmerpflanzen kommt deshalb zugleich den Menschen zu Gute, und vor allem Kinder lieben den Duft, der mit keinerlei Gefahren für sie verbunden ist.

Was für Kinder und Erwachsene gilt, das kann man auch mit Haustieren erleben. Da war Chico, der kleine Hund einer Freundin unserer Familie, ein Chihuahua. Er wurde eines Tages schwer krank, ein Herz- und Lungenleiden machte dem winzigen Kerlchen das Leben fast zur Qual. Doch liebevolle Pflege und die Behandlung mit einem speziell für ihn ausgesuchten ätherischen Öl brachten ihm große Erleichterung und verlängerten sein Leben. Chico lebte jedesmal auf, wenn er den Duft seines heilenden Aromas schnupperte, das er besonders liebte. Das Öl wurde ihm auf die Pfötchen gestrichen, weil es von dort am schnellsten in die Blutbahn gelangt. Gegen Ende seines Lebens, als er immer häufiger unter schwerer Herz- und Atemnot litt, leckte er sich das Öl immer gleich von seinen Pfoten ab; das tat ihm sichtlich gut, und sein Atem ging danach gleich viel leichter.

Aber nicht nur kranke Tiere finden durch den Duft ätherischer Öle Erleichterung, sondern offensichtlich genießen ihn auch gesunde. Hauskatzen oder Hunde schlecken mit Vorliebe die Tropfen auf, die beim Gießen oder beim kräftigen Besprühen der Pflanzen auf den Boden fallen. Der Papagei auf dem Nachbarbalkon nimmt nicht nur keinen Schaden, wenn ihn die Sprühnebel der Aromatischen Pflanzenpflege erreichen, sondern im Gegenteil – der vorbeiziehende Dufthauch wird auch ihm wohltun. Im Arbeitszimmer, im Büro, in dem man auch Pflanzen hält, kann man den Tag kaum aufmunternder beginnen, als wenn man die grünen und blühenden Pflanzen besprüht und damit sich selbst und der Zimmerluft zu einer wahren Duftdusche verhilft.

Duftduschen für Zimmerpflanzen

Viele Pflanzen, die wir in geschlossenen Räumen halten, können sich mit diesem »Provisorium« nur schwer abfinden; man sieht ihnen das Heimweh nach ihrem eigentlichen Zuhause im Regenwald oder in anderen tropischen Kilmazonen an. Zum Trost und um ihnen das Gedeihen unter den ungünstigen Bedingungen des Raumklimas zu erleichtern, sollte man sie mit Düften verwöhnen. Die Aromatische Blattpflege sorgt für üppigeres Grün der Blattpflanzen, die Blütenpflege lässt Klivien, Bromelien, Orchideen prächtiger blühen, es fordert ihre Blühbereitschaft geradezu heraus.

Kümmernde und kränkelnde Zimmerpflanzen sind für eine regelmäßige Duftbehandlung besonders dankbar. Wir hatten eine sterbenskranke Yucca-Palme, die unrettbar verloren schien. Ihr Gipfeltrieb war so schwach und schlaff geworden, dass er bis zum Boden herabhing. Wir unternahmen Rettungsversuche, indem wir sie mehrmals in der Woche mit Aromatischer Wurzelpflege gossen und die Blätter immer wieder mit dem Blatt-Pflege-Mittel besprühten. Nach zwei Wochen begann sich der Gipfeltrieb wieder zu heben, die Pflanze richtete sich allmählich auf und machte dabei eine ganze Umdrehung, sodass der Stamm schließlich spiralig gewunden war.

Für mich ist das ein Beispiel für die Regenerationskräfte der Pflanzen auf dieser Erde, gilt doch die Spirale als Symbol der Entwicklung, der Schöpfung. Nicht umsonst sind in allen Zellen – bei Menschen, Tieren, Pflanzen – die Erbanlagen (Chromosomen) spiralförmig aufgereiht. Die Evolution geht nicht im Kreis, sondern verläuft wie eine Wendeltreppe aufwärts. Und genauso hatte es uns die Yucca-Palme demonstriert; sie gelangte durch Leid und Krankheit zu neuem Leben. Die Aromatische Pflanzenpflege hat ihr – zusammen mit viel Zuwendung und Fürsorge – dabei geholfen.

Zimmerpflanzen bedanken sich für die Liebe und Pflege, die ihnen zuteil wird, indem sie das Mikroklima in unseren Wohnungen verbessern. Durch Verdunstung über die Blätter können sie die Luftfeuchtigkeit erhöhen und dadurch das Raumklima für Menschen, Tiere und Pflanzen angenehmer machen. Auch gelingt es ihnen, manche giftigen Schadstoffe aus unserer Atemluft herauszufiltern und für sich selber nutzbar zu machen.

Die Präparate der Aromatischen Pflanzenpflege erhöhen noch die Reinigungs- und Entgiftungskraft der Pflanzen, indem sie sie zu höherem Einsatz stimulieren.

Darüber hinaus bleibt festzuhalten, dass die pflanzlich-ätherischen Öle in Haus, Garten und Landwirtschaft durch ihren Duft, die Kraft ihrer Aromen, ein lebendiges Bindeglied zwischen Pflanzen, Tieren und dem Menschen bilden. Durch sie kann die Gemeinschaft aller lebenden Wesen auf dieser Weit harmonischer und reicher werden.

Anwendung in der Landwirtschaft (Obst- und Weinbau)

Für die Landwirtschaft werden spezielle Spritzmittel der Wurzel-, Blatt- und Blütenpflege in Fünf-Liter-Kanistern zur tausendfachen Verdünnung mit Wasser entwickelt, sodass Sie aus einem Kanister 5000 Liter fertige Spritzbrühe mit reinem Wasser mischen können. Die Wurzel-Pflege dient zum Angießen oder zum Besprühen von Setzlingen und aufgehender Saat; bei Pflanzungen in die Pflanzlöcher bzw. an die Wurzeln gießen oder sprühen. Ein weiteres, sehr effektives Anwendungsverfahren ist die Saatbeize.

Wir rechnen für einen Hektar Betriebsfläche (je nach Frucht) ca. 400 Liter pro Hektar Spritzlösung.

Wichtig ist die **Anwendung aller drei Mittel** (Wurzel-, Blatt- und Blüten-Pflege) für die erfolgreiche Behandlung, dieses zeigen unsere wissenschaftlichen Ergebnisse und Anbauversuche.

Für den Weinbau und Getreide ist es ähnlich wie bei Oliven und Obst. Sie können ab dem Erscheinen der Blüten Blatt- und Blütenpflege im Verhältnis 50:50 mischen und bis zur Ernte sprühen. Zwei- bis dreimal maximal sollte genügen, falls nicht akute Erkrankungen oder »Schädlingsbefall« auftritt. Dann sofort so lange mit mehrtägigen Pausen spritzen, bis der Befall zurückgeht.

Man sollte im Herbst oder spätestens im Frühjahr mit der Wurzelpflege beginnen. Wenn Sie bei Grünland die Grasblüte wegen der Aussaat unterstützen wollen, wäre auch die Blüten-Pflege in der Anwendung im späten Frühjahr bzw. Frühsommer zu empfehlen.

Bei unseren Spritzmitteln geht es um die Stärkung der Vitalkräfte der Organismen durch resonante Schwingungen mittels pflanzlich-ätherischer Öle, Edelsteine, Farben und Klängen, die die Resonanz zu den verschiedenen Pflanzen-Organen und den Bodenorganismen stehen (Bezugsadresse siehe am Schluss dieses Buches).

Wurzelpflege – Wirkung und Anwendung

Boden und Pflanze bilden eine Lebensgemeinschaft des Gebens und Nehmens. Über ihre Wurzelausscheidungen und abgestorbene Wurzelteile trägt die Pflanze zum Unterhalt des Bodenlebens bei. Als Gegenleistung kümmert sich die pflanzenspezifische Wurzelflora in der Wurzelsphäre um die Verdauung der hier angefallenen organischen Nährstoffe, die als organische Bausteine sodann wieder in den Pflanzenstoffwechsel einbezogen werden können.

Man kann deshalb Boden- und Wurzelpflege eigentlich nicht trennen, denn beides ist Teil eines Gesamtorganismus. Wenn dieser gesund ist, sind auch die Pflanzen gesund.

Die Aromatische Wurzelpflege besteht aus naturreinen ätherischen Ölen und Wasser und ist deshalb gut geeignet, das Bodenleben, also die Gesamtheit der tierischen und pflanzlichen Kleinstlebewesen, anzuregen. Sie unterstützt die »Verdauungsarbeit« des Bodens, indem sie die Aufschließung der organischen Bestandteile fördert und verbessert damit die Bodenstruktur. Die Pflanze, deren Wurzeln man mit dem duftenden Öl behandelt, wird kräftiger und vitaler und kann viel leichter mit Krankheiten und »Schädlingen« fertig werden, die ja nur die Schwäche der Pflanze in einem Punkt aufzeigen. Sie sind nicht Ursache der Erkrankung sondern wandeln sie letztlich im Rahmen des ökologischen Gleichgewichts in Gesundheit um!

Und so wird's gemacht:

Die günstigste Zeit für das Ausbringen der Boden- und Wurzelpflege sind Frühjahr, Herbst oder Winter; allerdings soll der Boden nicht gefroren sein. Man gibt 100 Milliliter (etwa eine Kaffeetasse) in eine Gießkanne und verdünnt mit zehn Litern Wasser. Mit der Flüssigkeit wird der Boden um die zu behandelnden Pflanzen gegossen. Für die Behandlung der Zimmerpflanzen gießt man auf zehn Milliliter (oder einen Esslöffel) des Präparates einen Liter Wasser. Falls das Präparat in die bereits gefüllte Gießkanne gegeben wird, muss man vor dem Gießen gut durchrühren.

Die beste Tageszeit für das Ausbringen der Aromatischen Wurzelpflege im Garten sind der Morgen und der Abend, auf keinen Fall soll bei praller Sonne gegossen werden. Für eine vorbeugende Behandlung gießt man drei Wochen lang zwei- bis dreimal pro Woche. Danach folgt eine Pause von drei Wochen. Bei akuten Wurzelerkrankungen wird allerdings so lange weiterbehandelt, bis die Krankheitssymptome abklingen. ✿

Wichtig ist natürlich, dass man den Boden um die Pflanzen locker und durchlässig hält, denn gegen anhaltende Staunässe und verdichteten Boden ist auch die Aromatische Wurzelpflege machtlos. Mechanische Pflegemaßnahmen müssen also mit der Aroma-Behandlung Hand in Hand gehen.

Günstig ist, wenn man gleich bei der Pflanzung von Bäumen oder anderen Gehölzen das Pflegemittel einsetzt. Nach dem Ausheben des Pflanzlochs tränkt man ein bis zwei Schaufeln der ausgehobenen Humuserde mit der Flüssigkeit, gibt sie ins Pflanzloch und setzt das Gehölz hinein. Nach dem Zuschaufeln wird noch einmal mit Wurzelpflege gegossen; das verschafft dem Baum oder Strauch besonders günstige Startbedingungen.

Im Garten wie bei den Zimmerpflanzen können die im Gießwasser gelösten Wurzelöle den Boden mit seinen unzähligen Organismen wohltuend durchtränken. Die Wurzelhärchen der Pflanzen aber nehmen die duftenden Wirkstoffe in die winzigen Spalträume auf.

Blattpflege – Wirkung und Anwendung

Blätter arbeiten nach ähnlichen Prinzipien wie Sonnenkollektoren, denn sie haben Zellen ausgebildet, die wie Solarzellen Sonnenenergie absorbieren. Nur wird hier nicht elektrischer Strom erzeugt, sondern die Pflanze nutzt die Sonnenenergie für die Photosynthese, also

Und so wird's gemacht:

Die Zeit für die Aromatische Blattpflege ist gekommen, wenn sich im Frühling die ersten Blätter entfalten.

Man bereitet eine Mischung aus 100 Millilitern des Spritzpräparates und zehn Litern Wasser. Im Freien wird am besten morgens oder abends gespritzt, allerdings nicht bei Regen, starkem Wind, großer Trockenheit und Sonneneinstrahlung.

Am besten wartet man einen windstillen Tag mit bedecktem Himmel und feuchtwarmer Witterung ab. Möglichst viel von dem Spritzmittel sollte auf die Unterseiten der Blätter gelangen und das gesamte Blattwerk schließlich tropfnass sein.

Bei Pflanzen, die gerade blühen oder fruchten, ist eine Mischung von Blatt- und Blütenpflege im Verhältnis 50 : 50 günstig. ✿

für die Produktion von Zucker, der in Form von Stärke in den verschiedenen Pflanzenorganen abgespeichert wird.

Bei der Photosynthese aber spielt das Blattgrün (Chlorophyll) eine hervorragende Rolle, denn es absorbiert einen Teil des Sonnenlicht-Spektrums und bindet damit das Kohlendioxid an das Wasser; so entsteht Traubenzucker. Bei diesem Prozess werden außerdem Sauerstoff- und Wassermoleküle abgespalten und in die Umwelt abgegeben. Ohne Blattgrün gibt es keine Entwicklung für die Pflanze, sie kann nicht leben, wenn sie nicht gesundes, arttypisches Blattgrün ausbildet.

Das Grün der Pflanzen ist gleichbedeutend mit »Neuschöpfung«, denn aus den Gegensätzen Energie (aus Sonnenlicht) und Materie (Kohlendioxid und Wasser) ergibt sich die Grundlage der menschlichen Ernährung: Kohlenhydrate in Form von Zucker, aus dem sich die Pflanze ihre Zellwände (Zellulose) baut. Die grüne Pflanze ist nicht nur ein Symbol der »Neuschöpfung«, sondern zugleich auch die Produktionsstätte; sie vollzieht den Schöpfungsvorgang durch die Synthese von Traubenzucker, des Grundbausteins aller organischen Verbindungen die es auf der Erde gibt. Die grünen Blätter und alle grünen Pflanzenteile in ihrer Gesundheit und damit in allen ihren Lebensfunktionen zu fördern, ist Aufgabe und Ziel der Aromatischen Blattpflege. Gesundes Grün aber bedeutet zugleich ein Stück gesünderer Umwelt für Pflanzen und Menschen, eine Umkehr vom Naturverbrauch zum Naturschutz.

Den aktivsten Austausch mit ihrer Umwelt pflegt die Pflanze mit Hilfe der Blattunterseiten, auf denen sich winzig kleine Öffnungen (Spaltöffungen) befinden; sie ermöglichen den Gasaustausch, die Atmung des Blattgewebes. Die Wasserspalten (Hydathoden) können dagegen Flüssigkeit abgeben, wie man es gut beim Frauenmantel (*Alchemilla*) beobachten kann, den oft ein ganzer Perlenkranz von Wassertropfen am Rand seiner napfförmig vertieften Blätter ziert. Auch am Blattgrund bildet sich eine große »Perle«.

Die Pflanze kann ihre Blattöffnungen schließen und aufmachen. Da auch die wächserne Schutzschicht (Kutikula) auf den Unterseiten nicht so stark ist wie auf den Oberseiten, vermögen die ätherischen Öle in dem aufgesprühten Pflegemittel von unten viel leichter ins Blattgewebe einzudringen und sich mit ihrer aromatischen Botschaft dem zirkulierenden Säftestrom mitzuteilen. Wichtig ist also bei der Blattpflege vor allem die Benetzung der Unterseiten. Allerdings kann die Flüssigkeit auch an Stängeln, Stielen und Zweigen, wo es ebenfalls Spaltöffnungen und Wasserspalten gibt, zu den Blättern vordringen.

Blütenpflege – Wirkung und Anwendung

Blüten sind das Ergebnis der Wachstumskonzentration eines grünen Pflanzensprosses auf einen Punkt hin: Ihr Ziel ist der Samen und damit neues Leben. In der Blüte und in der sich später aus ihr entwickelnden Frucht findet die Pflanze ihre Erfüllung, im Samen konzentriert sie sich ganz auf sich selbst.

Die Aromatische Blütenpflege soll das Bewusstsein der Pflanze für die eigene Art, für die Idee ihrer Art verstärken, sie ist damit gleichsam ein geistiges Stärkungs-

Und so wird's gemacht:

Man braucht für ein Spritzgerät mit zehn Litern Inhalt 100 Milliliter (etwa eine Tasse) Blütenpflege, die man ins Gerät gibt, um dann mit dem Wasser aufzufüllen. Zum Besprühen der Zimmerpflanzen genügt natürlich eine kleinere Flasche. Hat sie einen Liter Inhalt, gibt man zehn Milliliter (einen Esslöffel) des Präparats hinein und gießt das Wasser dazu.

Blüten, Früchte oder Samen (auch Getreidekörner) werden an windstillen, warmen oder schwülen Tagen und möglichst bei bedecktem Himmel tropfnass besprüht. Auf keinen Fall sollen sie bei intensiver Sonneneinstrahlung oder bei Regen behandelt werden.

Die Pflanzen werden am besten drei Wochen hintereinander zwei- bis dreimal pro Woche besprüht; danach setzt man drei Wochen aus, bevor die nächste »Duftkur« beginnt. Bei akuten Erkrankungen behandelt man allerdings pausenlos.

Falls die Pflanze zur Blütezeit schon grüne Blätter hat, wie Äpfel, Birnen, Wein, Erdbeeren oder auch Blumen, kann man Blüten- und Blattpflege im Verhältnis 50 : 50 mischen und gemeinsam spühen.

Da die Blütenpflege als Aerosol bzw. als Spritzwasser verabreicht wird, kann die Flüssigkeit schnell von den dünnhäutigen und empfindlichen Blütenblättern und Blütenorganen aufgenommen werden. Je nach Bauart, Form und Stellung der Blüte lagert sie sich in verschiedenen Hohlräumen ab und ist dort gegen Verdunstung und Bestrahlung geschützt. ✿

Schnittblumen bleiben länger frisch!

Mischen Sie Blatt- und Blüten-Pflege im Verhältnis 50 : 50 und verdünnen die Mischung 100-fach mit dem nicht zu kalten Blumenwasser.

Die Wirkung:

- Die Blumen bleiben länger frisch.
- Die Blüten gehen schneller auf und bekommen eine strahlende Farbe und der ganze Strauß hält sich viel länger.
- Zudem bleibt das Blumenwasser länger frisch (verzögert den Fäulnisprozess des Wassers). ✿

mittel. Denn wenn eine Pflanze sich ihrer selbst bewusst wird, sich selber denkt, so entwickelt sie eine Blüte, die Frucht und schließlich den sie reproduzierenden Samen. Der Same aber ist so etwas wie ein Materie gewordener Gedanke der jeweiligen Pflanzenart.

Die Aromatische Blütenpflege, ein Pflanzenstärkungsmittel aus naturreinen pflanzlich-ätherischen Ölen und Wasser, verhilft bei regelmäßiger Anwendung den Blüten, Früchten und Samen zu kräftigeren Farben, intensiverem Duft und gesundem Aussehen. Blühbereitschaft und Blütenansatz der Pflanzen werden ebenso gestärkt wie die Frucht-Samen-Bildung.

Nach der Behandlung mit Blütenpflege sind die Rosen von leuchtenderem Rot, Rosa, Gelb oder Weiß, ihr Duft ist intensiver; Äpfel haben wieder Apfelgeschmack und -geruch und selbst das Brot, das aus mit Blütenpflege behandeltem, goldgelbem Weizen gebacken wurde, überzeugt durch würzig frischen Duft und Geschmack.

Der Duft einer Pflanze ist eben nicht unwesentlich, er hat das Wesen der Pflanze selbst. Das gilt keineswegs nur für die Lieferanten von ätherischem Öl, sondern für alle Pflanzen. Jede hat ihren arttypischen Geruch, auch wenn wir ihn kaum wahrnehmen können. Durchdringt dieser Geruch die ganze Pflanze, so ist das gleichsam ein Signal für Gesundheit und Wohlbefinden. Die Gesundheit der Pflanzen aber überträgt sich auch auf uns, die wir sie liebevoll betrachten oder aus ihr Nahrungs- oder Körperpflegemittel beziehen.

Die Aromatische Blütenpflege wird nicht nur bei Krankheiten der Pflanze eingesetzt, sondern vor allem auch zur Verstärkung der Blühkraft, der Frucht- und Samenbildung. ✿

Versuchsergebnisse

Dass es sich bei der Aromatischen Pflanzenpflege nicht nur um Ideen und Vorstellungen handelt, sondern um Produkte, die in der Praxis erprobt und deren Wirkungen in wissenschaftlichen Versuchen nachgewiesen sind, zeigen die folgenden Kapitel. Aus ganz unterschiedlichen Bereichen liegen bereits Erfahrungsberichte vor: Aus Gemüse- und Zierpflanzenanbau, aus Obst- und Weinbau, von der Anwendung im Gewächshaus wie im Freiland.

Erfolgreich durch Stärkung der Abwehr

Pflanzen sind seit den Anfängen der Industrialisierung und zunehmend im Jahrhundert des Autos und Flugzeugs, in einer Zeit, die immer höhere Ansprüche an Wohnkomfort und Wohlleben stellt, großen Belastungen durch verschmutzte Luft, Umweltgifte, verseuchte Böden und sauren Regen ausgesetzt. Ihre Lebens- und Überlebensfähigkeit wird tagtäglich auf die Probe gestellt.

Lange Zeit hat man sich auf chemisch-synthetische Mittel zum Schutz der Pflanze verlassen und ist damit in eine Sackgasse geraten; denn – abgesehen von allen Nebenwirkungen – auch die chemischen Pflanzenschutzpräparate bieten keinen hundertprozentigen Schutz. Die Natur fordert einfach ihren Teil an unserem Erntesegen, einen Anteil, den sie zum Leben braucht. Schließlich verlangt die lebendige Gemeinschaft der Organismen genauso ihre Nahrung wie wir Menschen. Wir können und wollen doch unsere Lebensmittel nicht unter Laborbedingungen auf sterilen Äckern und in unfruchtbaren Gartenböden »produzieren«, in denen es sonst kein Leben gibt.

Nach Ansicht von Prof. *Dr. Wilfried Ahrens* vom Fachbereich Landwirtschaft der Fachhochschule Weihenstephan liegt die Aufgabe des biologischen Pflanzenschutzes nicht allein in der Verhinderung von Krankheiten, sondern vor allem in der Stärkung der Leistungsfähigkeit der Pflanze. Sie muss in die Lage versetzt werden, außer Schaderregern auch Stressfaktoren wie Luftverschmutzung oder Wassermangel auszuhalten. Die Gesundheit ist es also, die im Mittelpunkt aller Bemühungen zum Schutz der Pflanze stehen muss. »**Das Konzept der Pflanzengesundheit und damit der Sicherung der Leistungsfähigkeit der Pflanze schließt neben dem hergebrachten Begriff der Resistenz (Widerstands- und Abwehrkräfte) auch den der Toleranz (Belastbarkeit) ein**«, stellt Prof. Ahrens in einem Gutachten zur Bewertung der Aromatischen Pflanzenpflege fest.

Nach seinen Erfahrungen können Pflanzen dank der Behandlung mit den aromatischen Präparaten solche Belastungen besser verkraften. Ihre Vitalität wird ebenso gefördert wie die den Pflanzen eigene Widerstandskraft. Man spricht in diesem Zusammenhang von »induzierter Resistenz«, die auf der Erkenntnis basiert, »dass Pflanzen unabhängig vom Vorhandensein spezifischer Resistenzgene über ein natürliches Widerstandspotential verfügen, das sich aktivieren lässt.«

Und wenn Prof. Ahrens konstatiert, **»die Umweltabhängigkeit biologischer Verfahren, die allgemein als Nachteil gilt, erweist sich zumindest bei der Aromatischen Pflanzenpflege als vorteilhaft«**, so soll damit zum Ausdruck kommen, dass die natürliche Umweltabhängigkeit der Pflanzen durch diese Behandlung zwar nicht ausgeschaltet, aber möglichst erträglich gemacht wird. Die Pflanze wird nicht durch chemisch-synthetische »Drogen« von ihrer Umwelt isoliert, sondern besser integriert.

Und das erfreuliche Resumée dieses **Gutachtens zur Aromatischen Pflanzenpflege** lautet schließlich: **»Durch Anwendung von Heilkräuter-Essenzen werden Widerstandskraft und Toleranz vor Befall (mit Krankheitserregern) gestärkt, sodass der Pflanzenertrag, auch wenn Krankheitsbefall auftritt, vergleichbar ist mit Erträgen, die mit Hilfe chemisch-synthetischer Pflanzenschutzmittel erzielt werden.«**

Diese Einschätzung durch den kompetenten Wissenschaftler geht auf einen Versuch an der Fachhochschule Weihenstephan zurück. Und zwar wurden hier Schalerbsen dreimal mit den Präparaten der Aromatischen Pflanzenpflege behandelt, bevor man sie mit dem Erreger der Brennfleckenkrankheit (*Ascochyta ssp.*) impfte. Alle Pflanzen überstanden den Ansturm der Krankheitserreger. Die nicht mit Pflanzenpflege behandelten Kontrollpflanzen zeigten bereits sieben Tage nach der Infektion 30 Prozent Blattbefall. Bei der Ernte hatten die dank der Aromatischen Pflanzenpflege gesund gebliebenen Erbsen eine um 13 Prozent höhere Trockensubstanz als die mit der Krankheit befallenen Vergleichspflanzen.

Anwendung bei Pflanzen unter Glas

Pflanzen in Unterglas-Kulturen sind für die Behandlung mit pflegenden Aromen besonders dankbar. Zierpflanzen, aber auch Gemüse revanchieren sich für die duftende Dusche mit besserem Wachstum, intensiverem Geruch und reicherer Blüte. Ein Erfahrungsbericht des Gärtnermeisters *Walter Wegener* in Daisendorf am Bodensee belegt dies. Er hat seine Rosen und Chrysanthemen im Gewächshaus zweimal pro Woche mit der Aromatischen Pflanzenpflege (Blattpflege) behandelt und konnte feststellen, dass sich die Pflanzen bald besser verzweigten und buschiger wurden. Die Stängel zeigten kürzere Internodien (Stängelstücke zwischen zwei Blattknoten).

Aber auch die Blüten reagierten eindeutig positiv auf Spritzungen mit Aromatischer Blütenpflege. Es bildeten sich mehr Knospen, und die geöffneten Blüten dufteten intensiver als die der unbehandelten Pflanzen. Auch die Behandlung der Pflanzerde mit Aromatischer Wurzelpflege erbrachte ausgezeichnete Ergebnisse: die Blattälchen verschwanden nach einiger Zeit, und die Zahl der Blattläuse verminderte sich rapide; die zusehens gesünder werdenden Pflanzen boten ihnen keine Angriffsfläche mehr.

Ähnliche Erfahrungen hat man auch bei Unterglas-Kulturen in den Landwirtschaftlichen Lehranstalten Triesdorf im Bezirk Mittelfranken gemacht, wo bei Anwendung der Präparate in einem Abstand von zwei bis drei Wochen die Weiße Fliege »zwar nicht vernichtet, zumindest jedoch auf ein erträgliches Maß reduziert werden konnte«. Im Jahre 1990 (also ein Jahr vorher) war der Befall so stark, dass Insektizide zur Bekämpfung eingesetzt werden mussten.

An der Gesamthochschule Universität Kassel in Witzenhausen bei Göttingen wurden 1989 im Fachbereich Alternativer Landbau unter Leitung von *Dr. Peter von Fragstein* durch *Georg Pohl* standardisierte Keimversuche mittels Saatgutbehandlungen in Petrischalen mit Präparaten der Aromatischen Pflanzenpflege (Wurzelpflege) gemacht. Die Ergebnisse waren besonders ermutigend: »Die Aromatische Pflanzenpflege (Wurzelbehandlung) wirkt im Rahmen dieser Versuchsanordnung wachstumsfördernd. Bei Radies und Bohnen ist dies sowohl bei der Keimwurzellänge als auch durch den Trockenvergleich feststellbar.« Daraus kann nach Meinung der mit dem Versuch befassten Wissenschaftler gefolgert werden: »Die Keimwurzellänge als Maß für eine zügige Keimesentwicklung lässt sich durch eine Saatgutbehandlung zumindest bei Bohne und Radies günstig beeinflussen«, und weiter »eine Verbesserung des Wurzelwachstums ist durch eine mehrstündige Behandlung im Konzentrationsbereich von 0,1 bis 1 Prozent erreichbar.« (Verdünnungsverhältnis von ätherischen Ölen zu Wasser 1 : 100.000 bis 1 : 10.000).

Und damit sind wir bei den empfohlenen Mengen, Konzentrationen und Behandlungsmodalitäten für den Gartenbau unter Glas:

- Wurzel-, Blatt- und Blütenpflege sollten prophylaktisch, also vor einem möglichen Befall mit Krankheitserregern oder »Schädlingen«, in mindestens drei Anwendungszyklen (am besten dreimal eine Woche lang) gespritzt (Blatt- und Blütenpflege) bzw. gegossen (Wurzelpflege) werden. Die Wurzelpflege ist mit dem Gießwasser bzw. über die Tropfschläuche zu verabreichen; dabei sind Verunreinigungen mit chemisch-synthetischen Spritzmitteln bzw. Düngern unbedingt zu vermeiden!
- Die Verdünnung sollte das Verhältnis 1 : 100.000 nicht unterschreiten.

Die auszubringende Menge richtet sich nach Größe und Oberflächenbildung der

Durchschnittspflanze in einer Kultur, man rechnet etwa drei bis acht Liter pro 100 Quadratmeter; das bedeutet, von der fertigen, also verdünnten Spritzlösung werden fünf Liter pro 100 Quadratmeter ausgebracht.

- Die Spritzungen sollten morgens oder abends erfolgen, auf keinen Fall bei großer Hitze oder in praller Sonne.
- Für die Blatt- und Blütenpflege können auch Vernebelungsgeräte eingesetzt werden, doch ist die Flüssigkeit auf keinen Fall zu erhitzen, da sonst die Wirksamkeit stark reduziert ist.
- Für die Lagerung der Spritzmittel ist ein kühler, schattiger Platz erforderlich; die Gefäße müssen fest verschlossen und vor jeder Sauerstoffzufuhr geschützt sein. Als Lagerraum empfiehlt sich, falls vorhanden, ein Naturkeller; auf jeden Fall muss das Lager ungeheizt sein.

Auch Zierpflanzen mögen aromatische Pflege

Was der Hobbygärtner als Ärgernis empfindet, das wird für den Erwerbsbetrieb zur Überlebensfrage, der Befall mit »Schädlingen« und Krankheitserregern nämlich. Beide können entsprechende Vorsorge treffen, indem sie ihren Zierpflanzen optimale Standortbedingungen bieten, sie aber auch ausreichend mit Nährstoffen in Form von reifem Kompost, von Steinmehl, Hornspänen, Algenkalk u.ä. versorgen und ihnen schließlich durch ganzjährig vorgenommene Spritzungen mit Aromatischer Pflanzenpflege zu mehr Gesundheit und Widerstandskraft verhelfen.

Erkennungsmerkmal einer gesunden, gut gedeihenden Pflanze ist ihr Duft! Das gilt keineswegs nur für die so genannten Duftpflanzen, denn es gibt ja keine Pflanzen, die ganz ohne Duft sind. Man nimmt ihr typisches arteigenes Aroma spätestens dann wahr, wenn man Blüte oder Blatt zwischen den Fingern zerreibt. Aroma bzw. Duft können also bei jeder Pflanze als Hinweis auf ihre Vitalität dienen.

Wenn aber Pflanzen, die sich wohl fühlen, also kräftig und gesund sind, intensiver duften als schwache und kümmernde Artgenossen, so ist – im Umkehrschluss – die Duftsteigerung nach Behandlung mit der Aromatischen Pflanzenpflege ein Indiz dafür, dass solche Pflanzen von den ätherischen Ölen anderer Pflanzen profitieren, indem sie besser wachsen und schöner blühen.

Wie enttäuscht wendet man sich ab, wenn eine noch so attraktive Rosenblüte sich als gänzlich duftlos erweist. Man empfindet sie fast als Kunstprodukt, ihr fehlt einfach die Seele. Eine duft- und seelenlose Rose aber hat eigentlich ihren Sinn verloren, und mit ihrem sinnlich wahrnehmbaren Duft muss sie und muss der Mensch, der sich ihr nähert, auch den feinstofflichen Hauch ihrer Seele entbehren. Folge der Überzüchtung und damit Überchemisierung von Blumen ist ihre hohe Anfälligkeit.

Es ist eine alltägliche Erfahrung, dass Blumen in einem Strauß, den man sich gekauft oder geschenkt bekommen hat, nur allzu schnell die Köpfe hängen lassen und welken, auch wenn man sie noch mit speziellen Zusätzen am Leben zu halten versucht. Dabei möchten immer mehr Menschen Blumen mit Augen und Nase genießen und mit ihrem Duft etwas mehr vom Wesen der schönen Geschöpfe erahnen.

Das arttypische Aroma jeder einzelnen Zierpflanze hat über seinen sinnlichen Wert hinaus auch noch eine ganz wesentliche Funktion für die Pflanze selbst, denn es stärkt ihre eigenen Abwehrkräfte, hat also eine ähnlich Schaden abwehrende Wirkung nach innen wie es die Heilkräuter-Essenzen nach außen haben.

Dass die Steigerung des Dufts zugleich eine Erhöhung der Abwehrkräfte bewirkt, dass die Widerstandskraft durch die Aromate stimuliert wird (hormonell-zelluläre Funktion), lässt sich am Beispiel der Wildpflanzen nachweisen.

Bei diesen viel robusteren Pflanzen kann man am ehesten von artgerechten Wachstumsbedingungen ausgehen und feststellen, dass sie zwar kleiner sind, aber viel intensiver duften als die daraus gezüchteten Sorten.

Das gilt vor allem, wenn das Augenmerk des Züchters der Größe und dem spektakulären Aussehen einer Pflanze gilt und wenn dabei das Arttypische gänzlich »überwuchert« wird.

Entweder man setzt auf Masse, wie es leider heute noch immer die Regel ist, oder es geht einem um das Arttypische, Feinstoffliche und damit auch um den Duft, der dann zugleich heilende Funktion hat.

Im Getreide- und Gemüsebau wissen wir heute schon aus leidvoller Erfahrung, dass Überzüchtung zur Degeneration der Pflanzen führt, die am Ende auch die Menschen krank macht – ganz abgesehen von den Gefahren, denen die Arbeiter in den Kulturen durch giftige Spritzungen ausgesetzt sind.

Auch bei der Behandlung von Zierpflanzen mit den Mitteln der Aromatischen Pflanzenpflege sollten ein paar Regeln beachtet werden:

- Die Spritzungen werden am besten morgens oder abends vorgenommen; muss die Behandlung doch tagsüber erfolgen, wählt man einen Tag, an dem der Himmel zwar bedeckt ist, es aber nicht stark regnet oder gar stürmt, weil sonst die Abdrift des zerstäubten Präparats zu hoch ist. Das gilt nicht für die Wurzelpflege, die mit dem Gießwasser ausgebracht wird.
- Die Spritzungen erfolgen am besten in drei Zyklen, und zwar dreimal pro Woche. Im Allgemeinen rechnet man für 100 Quadratmeter Boden etwa fünf Liter fertige Spritzlösung.
- Man erhält die fertige Spritzlösung, wenn man die handelsübliche Kanisterware um das Hundertfache verdünnt, also ein Verhältnis der Essenzen zum Wasser von 1 : 100.000 herstellt.
- Es ist wichtig, mit der Blattpflege vor allem die Unterseiten der Blätter zu benetzen, weil dann die nachhaltigste und schnellste Wirkung zu erreichen ist.

- Bei blühenden Pflanzen kann man Blatt- und Blütenpflege im Verhältnis 50 : 50 mischen und dann gleichzeitig in einem Arbeitsgang ausbringen.

Aromatische Pflanzenpflege im Gemüsebau

Sowohl in der Praxis als auch mit wissenschaftlichen Methoden lässt sich die harmonisierende Wirkung aromatischer Öle auf Gemüsepflanzen nachweisen. Natürlich müssen in den Gemüsebeeten, auf denen die Pflanzen mit aromatischen Präparaten behandelt werden, die Wachstumsbedingungen günstig sein; das setzt einen lebendigen Boden voraus, der gut mit Nährstoffen versorgt ist, ohne überdüngt zu sein, und verlangt auch eine sorgfältige Pflege durch Bodenlockerung und Mulchen. Unter solchen Umständen kann dann die Aromatische Pflanzenpflege ihre Wirkung optimal entfalten.

Schon im Jahr 1988 begann man auf dem Lindenhof in Eilum bei Braunschweig unter Leitung von *Hans-Friedrich-Wolff* mit der systematischen Behandlung von Gemüsekulturen im Freiland durch die Aromatische Pflanzenpflege. 5000 Quadratmeter Gemüsekulturen standen für den ersten Versuch zur Verfügung, eine Hälfte davon zeigte akuten Blattlausbefall und wurde deshalb behandelt, die andere Hälfte sollte vorbeugend gespritzt werden. Anfang bis Mitte Juli wurden jeweils drei Spritzungen vorgenommen. Im Versuchsbericht hieß es:

»Schon nach der ersten Anwendung zeigte sich bei Porree und Sellerie eine gesündere dunkelgrüne Färbung der Blätter. Bei Mangold traten die Blattnerven auf Grund des gestiegenen Saftdruckes deutlicher hervor, verbunden mit einem herrlichen Blattglanz. Die Möhren waren mittelstark mit grünen Blattläusen befallen und reagierten auf die Spritzungen mit deutlich verstärktem Neuaustrieb von Blättern und zeigten eine frischere Blattfarbe. Auch der Kohlrabi hatte sich durch die Blattbehandlung vom Blattlausbefall befreit und schnell erholt.«

Ferner stellt der Versuchsleiter fest, dass sich bei den Winterkohlarten (Weißkohl, Rotkohl, Wirsing) auf einer Fläche von 700 Quadratmetern zunächst nur eine relativ schwache Wirkung der Aromabehandlungen ausmachen ließ, dass aber dann bei der Ernte »der unbehandelte Kohl insgesamt viel stärkere Schäden durch den Blattlausbefall davongetragen hat, als der mit Heilkräuter-Essenzen behandelte ... Gleiche Erfahrungen machten wir auch beim Rosenkohl.«

In einer ganzheitlichen Untersuchung mit so genannten Bild schaffenden Methoden an Mairüben und Möhren konnte *Dr. Helga Kretzschmer* in Münster/Westfalen »die harmonisierende Wirkung« der ätherischen Öle in der Aromatischen Pflanzenpflege nachweisen. Dabei wurden die elektrochemischen Merkmale (Leitfähigkeit, ph-Wert, Redoxpotential) gemessen, außerdem kamen Papierchromatogramme (Fließbilder des Saftes auf saugfähigem Papier), Kupferchlorid-Kristallisation und bioelektrische Werte zur Anwendung.

Bei dem Versuch wurden Teltower Rübchen und Möhren in standardisierter Blumenerde herangezogen und in je eine Behandlungs- und in eine unbehandelte Kontrollgruppe aufgeteilt. Zuerst erfolgte die Wurzelbehandlung drei Wochen lang zweimal pro Woche in einer Konzentration von 1 : 100.000. In denselben Konzentrationen wurde die erste Blattbehandlung nach Ausbildung des zweiten Blattstadiums für insgesamt drei Wochen vorgenommen. Schließlich erfolgte noch einmal eine Wurzelbehandlung, die bei den Mairüben dreieinhalb Wochen, bei den Möhren acht Wochen dauerte.

Zum Ergebnis dieses Versuchs schreibt Frau Dr. Kretzschmer: »Die Papierchromatogramme der aromatisierten Mairüben zeigen eine deutliche Mineralisierung, sichtbar gemacht durch die strahlenförmigen Linien, die sich von der Außenzone bis in das Zentrum hinziehen. Insgesamt sind die gestaltbildenden Kräfte der behandelten Mairüben besser ausgeprägt als die unbehandelten Kontrollen.«

Die Wissenschaftlerin fasst die Ergebnisse der verschiedenen Untersuchungen mit Gemüsen folgendermaßen zusammen: »Insgesamt ist der Effekt der Aromatischen Pflanzenpflege auf die Vitalität und Qualität nachzuweisen. Bei den Mairüben konnte diese Wirkung eindeutiger nachgewiesen werden als bei den Möhren.«

Einsatz in der Landwirtschaft

Natürlich kann es für den Landwirt, der von den Früchten seiner Felder und seiner Arbeit lebt, ein großes Risiko bedeuten, auf bisher angewandte Pflanzenschutzmethoden zu verzichten und etwas ganz Neues auszuprobieren. Dennoch haben sich Praktiker bereitgefunden, Versuche mit der Aromatischen Pflanzenpflege zu wagen, da ihnen das Verfahren einleuchtete.

Bei der Betriebsgemeinschaft Lindenhof in Eilum bei Braunschweig wurde nicht nur in der Gärtnerei damit experimentiert, sondern auch auf Flächen mit Futterrüben, Roten Beten und Möhren. Die Kulturen waren stark mit Blattläusen befallen, als die Heilkräuter-Essenzen (im Verhältnis 1 : 100.000 mit Wasser verdünnt) erstmals gespritzt wurden. Versuchsleiter H.-F. Wolff merkt dazu an: »Das Blattwachstum wurde angeregt (auch bei stark mit Blattläusen befallenen Blättern) und die Blätter bekamen wieder ein saftig grünes Aussehen. Bei den Futterrüben war dies schon nach der allerersten Spritzung zu sehen, und die dunkelgrünen, welken Blätter, schon mit Löchern versehen, stellten sich wieder auf und bildeten hellgrünes frisches Vernarbungsgewebe, teilweise kam es auch zum Neuaustrieb frischer Blätter! Der Blattlausbefall ging auf ein erträgliches Maß zurück.«

Die Spritzung erfolgte bei diesem Versuch dreimal in einem Zeitraum von zwei Wochen und auf jede Kultur mit 4000

Liter pro Hektar bei der auf der vorherigen Seite angegebenen Verdünnung.

Auch bei anderen Gemüsekulturen konnte eine ähnlich erfreuliche Wirkung festgestellt werden.

Weiter heißt es in dem Versuchsbericht, »dass die Blattläuse auf den behandelten Futterrüben und Roten Beten keine Viruskrankheit übertragen konnten, obwohl die Nachbarfelder mit gleichen Kulturen schon durch den »Yellow Virus« gelb geworden waren.«

Aber nicht nur bei Hackfrüchten und Gemüsen haben sich die heilenden und schützenden ätherischen Öle bewährt, sondern auch im Getreideanbau. Der österreichische Landwirt Ing. *Volker König* aus St. Florian setzte die Aromatische Blatt- und Blütenpflege auf einem 0,75 Hektar großen Versuchs-Weizenfeld ein. Er spritzte das Blatt pflegende Präparat von Mitte März bis Anfang Mai einmal pro Woche und reduzierte dafür die auf den anderen Feldern zum Einsatz kommenden Düngergaben (Vollkorn-plus) um die Hälfte. Von Mitte Mai bis Mitte Juli wurde dann der Weizen auf dem Versuchsfeld mit Aromatischer Blütenpflege behandelt.

Aus dem Versuchsbericht geht hervor, dass sich nach der Behandlung mit Blüten-Essenzen »die Ähren kräftiger als die des vollgedüngten Feldes« entwickelten, und »auch die Körner waren sichtbar größer.«

Nach dem Dreschen stellte sich heraus, dass auf dem Versuchsfeld das beste Hektolitergewicht erreicht worden war. Der Ertrag auf der Versuchsfläche aber war genauso hoch wie auf dem Vergleichsfeld.

Bei einem Versuch in den Landwirtschaftlichen Lehranstalten in Triesdorf/Mittelfranken wurden im Jahre 1991 Kartoffeln und Futterrüben mit Aromatischer Pflanzenpflege gespritzt. Wegen extremer Trockenheit hat man aber nur eine einzige Behandlung durchgeführt. Da die Kartoffeln durch die Dürre stark geschädigt waren, wurde von weiteren Spritzungen abgesehen und der Versuch nicht ausgewertet. Bei den Futterrüben aber zeigte sich eine kräftigere grüne Farbe, sodass die Erträge interessehalber gewogen wurden. Als Ergebnis kam dabei heraus, dass schon eine einzige Spritzung auf drei von vier Versuchsparzellen eine Steigerung der Erträge mit sich gebracht hatte.

Erfahrungen im Obstbau

Vielen der bei uns angebotenen Obstsorten fehlt nicht nur ein guter, sortentypischer Geschmack, sondern vor allem auch das unverwechselbare Aroma. Sie sind groß, gleichmäßig und oft von makelloser Schönheit, die Äpfel, Birnen, Zwetschgen, Pfirsiche, Kirschen, aber sie schmecken meist fad und uninteressant, locken keineswegs zum Reinbeissen. Da sehnt sich manch einer wehmütig in seine Kinderzeit zurück, als das Ernten im Obstgarten noch eine Lust war, als es beim Obstbau nicht ausschließlich auf Menge, Masse, Gewicht und Gleichmaß der Früchte ankam, sondern vielmehr auf Duft und Geschmack. Doch viele Verbraucher haben es inzwischen satt, sich mit langweiliger Massenware abspeisen zu lassen; sie fahren zur Erntezeit hinaus aufs Land und kaufen sich ihr Obst auf Bauernhöfen, die noch eine richtige Obstwiese und viele verschiedene Sorten haben.

Der Wunsch der Konsumenten nach wirklich aromatischem Obst sollte den Erzeugern und Importeuren von Massenware eigentlich zu denken geben und all jene Obstbauern bestärken, die auch unter widrigen Umständen den guten alten Sorten die Treue gehalten haben.

Aber da ist noch ein weiterer Aspekt, der für den Hausgarten wie für den gewerblichen Anbau von großem Interesse sein kann: Aromasteigerung von Früchten bedeutet zugleich Abwehrsteigerung. **Die duftenden ätherischen Öle einer Frucht wirken belebend und schützend auf sie selbst zurück.** Wie bei allen Lebewesen werden auch bei Pflanzen die Abwehrkräfte von der jeweiligen Art individuell gesteuert; die für die Art typischen Aromen aber haben in den Zellen die Funktion, alles zur Gesunderhaltung und Überlebensfähigkeit der eigenen Spezies zu tun. Schließlich möchten der Apfelbaum, der Johannisbeerstrauch oder die Erdbeerpflanze ihr arttypisches Leben entfalten und ihren Zweck erfüllen, nämlich duftende, wohlschmeckende Früchte hervorbringen.

Bei der Behandlung mit aromatischen Pflegemitteln stellte sich in allen Fällen heraus, dass die verschiedenen Früchte auf die Spritzungen mit einer Aromasteigerung antworteten. Hinzu kam noch, dass sich bei vorsorglichen Aromagaben der Befall mit »Schädlingen« und Krankheiten auch ohne chemische Gegenwehr in erträglichen Grenzen hielt und es nicht zu empfindlichen Ertragseinbußen kam. Unter den Anbaufrüchten sind Erdbeeren und Weintrauben besonders empfindlich, da sie bevorzugt von Krankheitserregern heimgesucht werden. Deshalb wurden gerade in diesen Kulturen Behandlungen vorgenommen, die interessante Aufschlüsse geben.

1991 machte *G. Guthardt* in Würzburg Spritzversuche in Erdbeerkulturen. Auf einem 500 Quadratmeter großen Versuchsfeld wurden insgesamt 25 Liter Aromatische Pflanzenpflege gespritzt, erst dreimal Aromatische Blattpflege, später viermal Blütenpflege, und zwar in einer Verdünnung der Essenzen mit Wasser im Verhältnis von 1 : 100.000. Die Behandlung erfolgte jeweils kurz vor Sonnenuntergang.

Darüber hinaus wurden keine Pflege- und Schutzmaßnahmen mehr getroffen, außer dass man Ackerdistel und Löwenzahn entfernte und eine Strohunterlage einbrachte. Die Vergleichsflächen dagegen behandelte man dreimal mit verschiedenen chemischen Spritzmitteln.

Über das Ergebnis der Behandlung heißt es im Versuchsbericht, dass sich zum Ende der Fruchtbildung und zu Beginn der Ernte »eine Katastrophe« anzubahnen schien. »Sowohl Grauschimmel als auch

Lederfäule waren auf der Versuchsfläche deutlich stärker als auf der Vergleichsfläche aufgetreten. Doch durch die folgende Schönwetterperiode und die damit verbundene schnelle Reife und Ernte kam es nicht zu spürbaren Ertragsausfällen.«

Bemerkenswert an diesem Versuch ist, dass die mit aromatischen Essenzen behandelte Kultur ganz ohne Chemie mit Grauschimmel und Lederfäule zurechtgekommen ist, ohne dass es Einbußen bei der Ernte gab.

Aber da war noch ein weiteres interessantes Ergebnis. Die hoch gezüchteten Sorten (z. B. ›Senga Sengana‹) wurden viel mehr von Grauschimmel geplagt als beispielsweise die Sorte ›Corona‹, die relativ resistent ist. Bei letzterer war kein Unterschied im Befall auf der Versuchs- und der Vergleichsfläche festzustellen, obwohl sie auf der Vergleichsfläche nicht ohne Fungizidbehandlung ausgekommen war.

Was nun die Früchte anging, so war auf beiden Flächen zwar kein Unterschied in Größe und Beschaffenheit festzustellen. »Allerdings wurden bei Geschmacksproben die aromatisch behandelten Erdbeeren als die »besser schmeckenden« der Versuchsfläche zugeordnet.

Eine weitere Beobachtung wird im Versuchsbericht am Rand erwähnt: »Nebenbei wurde ein einzelnes Stachelbeerbäumchen, das seit der Pflanzung vor zwei Jahren stark mit Mehltau befallen war, mit Erfolg behandelt: kein Mehltau, guter Ertrag! Auch die anderen Hobbygärtner berichteten von ähnlichen Erfolgen.

Das erfreuliche Fazit: **Aromatische Pflanzenpflege sorgt trotz Verzicht auf chemische Pflanzenschutzmaßnahmen für gleich bleibenden Ertrag, begünstigt die weniger hoch gezüchteten Sorten und schenkt den Früchten mehr Aroma und Geschmack.**

Weinbau: Versuche und Ergebnisse

Da der Weinstock in Mitteleuropa eigentlich nicht heimisch ist, gehört er hier zu den besonders empfindlichen Fruchtgehölzen. Er braucht geschützte Lagen und eine optimale Pflege, andernfalls fallen Rebstöcke oder Früchte Krankheiten und »Schädlingen« zum Opfer.

Was für jede Kultur von Nutz- und Zierpflanzen gilt, das trifft auf den Wein in ganz besonderem Maße zu. Er benötigt einen durch und durch gesunden Boden. Die Stärkung des Bodenlebens durch vielerlei Maßnahmen des ökologischen Landbaus ist also oberstes Gebot, wenn man sich von der chemisch-synthetischen Pflanzenpflege zu Gunsten biologischer Maßnahmen verabschieden will.

Der erste Versuch mit der Aromatischen Pflanzenpflege fand deshalb 1991 auf einem Weingut statt, das seit 1987 von *Benno Kisters* auf biologisch-ökologische Bewirtschaftung umgestellt ist. Der lehmige Schieferverwitterungsboden des Weinguts Edelfaul in Manubach bei Bingen am Rhein bot beste Voraussetzungen. Die Versuchsparzelle ist ganz in der Nähe des Dorfes gelegen und darf nicht vom

Spritzhubschrauber überflogen werden, da sie in der bewohnten Schutzzone unmittelbar neben Hausgrundstücken liegt. Die nächste konventionell bewirtschaftete Anlage ist 50 Meter in östlicher Richtung entfernt; da hier westliche Winde vorherrschen, bestand also nicht die Gefahr, dass sie von den Spritzungen mit chemischen Pflanzenschutzmitteln etwas abbekam.

Der Boden der Versuchsparzelle war zu Beginn der Behandlung bereits in ausgezeichnetem Zustand dank einer guten Versorgung mit Humus, Mist, Gesteinsmehl, Algenkalk, Grasschnittmulch und Kompost. Er wies eine gute Tiefenlockerung und einen hohen Humusanteil auf. Vor dem Versuch mit der Aromatischen Pflanzenpflege war die Fläche mit Pflanzenjauche, Kräutertees, Schwefel, Gesteinsmehl und eventuell Kupfer behandelt worden. 1990 konnte man auf Kupfer verzichten und die Schwefelmenge in der Spritzbrühe stark reduzieren. Lavendel- und Walnussschalenöl erwiesen sich statt dessen als wirksame Zugaben.

Die Versuchsspritzungen begannen gleich zu Anfang des Jahres 1991 mit der Wurzelpflege, und zwar bei regnerischem Wetter; der Boden war nicht gefroren. Eine weitere Behandlung folgte im Frühjahr, bevor die Austriebsspritzung mit einer Kombination aus Blatt- und Blütenpflege vorgenommen wurde.

Insgesamt erfolgten zehn Spritzungen mit Präparaten der Aromatischen Pflanzenpflege, und zwar nach dem Kalender der *Maria Thun* jeweils an Wurzel- bzw. Blatt- oder Fruchttagen. Eine letzte Spritzung musste in der zweiten Augusthälfte vorgenommen werden, da die Gefahr von Oidium (Entwicklungsstadium der Pilze des Echten Mehltaus) drohte; gegenüber der Vergleichsfläche trat der Befall in den Versuchsreihen erst mit einwöchiger Verzögerung auf. Um kein zu großes Risiko einzugehen, setzte Kisters der kombinierten Blatt- und Blütenpflege Schachtelhalmtee und Schiefermehl zu. Es war das einzige Mal, dass den aromatischen Pflegemitteln etwas anderes beigemischt wurde.

Regeln für die Anwendung der Aromatischen Pflanzenpflege im Weinbau

- Spritzungen werden am besten morgens oder abends, tagsüber nur bei bedecktem Himmel vorgenommen. Möglichst die Unterseiten der Blätter benetzen!
- Im Winter und Vorfrühling sollter der nicht gefrorene Boden mindestens dreimal mit Wurzelpflege behandelt werden.
- Ab dem Erscheinen der Traubenanlagen an den Reben ist es günstig, Blatt- und Blütenpflege in Kombination auszubringen. Am besten spritzt man den hundertfach verdünnten Kanisterinhalt in drei Spritzzyklen von jeweils drei Spritzungen pro Woche (also drei Spritzzyklen).

Im Versuchsbericht hieß es: »Das Ernteergebnis war voll zufriedenstellend. Wir erhielten volle, gesunde Trauben ohne Ausfälle durch Mehltau. Der Traubengeschmack war bei einem Mostgewicht von 71 Grad Öchsle und ein bis drei Prozent Säure vollreif und wunderbar fruchtig.« Der daraus gekelterte und inzwischen abgefüllte Wein hat nach Aussage der Inhaber das beste Aroma von allen Weinen dieses Jahrgangs im Weingut Edelfaul.

In Beurteilung der aromatischen Präparate schreibt Kisters: »Zusammenfassend haben wir den Eindruck, dass die eingesetzten Mittel, was den »Schädlings«-Befall angeht, im ökologischen Sinn voll wirksam sind.

Pflanzenaromen – das lässt sich daraus folgern – tragen nicht nur zu größerem Wohlgeschmack der damit behandelten Früchte bei, sondern stärken auch die Abwehrkräfte und damit die Gesundheit der Pflanzen.

Spritzergebnisse im Weinbau von Bordeaux/Frankreich

Im Herbst 1999 wurden die Spritzmittel der Aromatischen Pflanzenpflege in dem bekannten Weinanbaugebiet Frankreichs, in Bordeaux eingesetzt. Wie man weiß, ist der Wein einer der empfindlichsten und anfälligsten Pflanzenkulturen und die Winzer sind äußerst skeptisch gegen jede neue Behandlungsmethode, da sie um ihre Ernte fürchten. Hier nun der Bericht: Das Leseergebnis war sehr zufriedenstellend, sowohl von der Menge als auch von der Qualität, weil das Säure-Öchsle-Verhältnis der Trauben sehr ausgewogen war. Die gesamte Ernte reifte als Einheit mit gleichem Reifegrad und nicht topografisch unterschiedlich wie üblich bei herkömmlicher Anbauweise. Bei unterschiedlichen Reifegraden müssen die unreifen Trauben hängen bleiben, was einen Mengenverlust bedeutet, um keine Mengeneinbußen (niedrigerer Öchslegrad) zu verursachen. Auch die Reifung der Trauben setzte früher ein, was auch den Öchslegrad erhöhte.

Das Weinlaub verfärbte sich früher als die länger grünen stickstoffgedüngten Reben der umliegenden Weinberge. Man kann sagen, dass diese aromatischen Spritzmittel zusätzlich Bindeglieder zu den natürlichen Rhytmen wie Tages- und Jahreszeit, Witterung und Klima sind. Das Endergebnis war, dass das Aroma der Trauben deutlich gesteigert gegenüber den nicht mit der Aromatischen Pflanzenpflege gespritzten war. Das ist besonders zu vermerken, weil der viele Regen im September '99 in Bordeaux die Trauben allgemein verwässerte, was zu einem Aromaverlust führte, nicht aber bei den aromatisch behandelten, deren Geschmack außerordentlich zufriedenstellend war.

Die Aromatische Pflanzenpflege ist ganz einfach anzuwenden. Sie werden mit der hundertfachen Menge Wasser verdünnt und in regelmäßigen Abständen versprüht. Pflanzliche Duftstoffe sind die Pflanzenpflegemittel der Zukunft:

- Sie stärken die Pflanzengesundheit, steigern die Erträge, verbessern Farbe, Geschmack und Struktur von Blüten und Früchten.
- Sie harmonisieren die Umwelt statt sie zu belasten und hinterlassen keine Rückstände im Boden oder im Grundwasser, sondern beleben deren Mikro-Flora und -Fauna.
- Sie arbeiten nach dem Ganzheitsprinzip und der Weisheit, dass Vorbeugen allemal besser ist als Heilen.
- Sie riechen gut, können sinnlich erlebt werden und wirken wohltuend auf alle Lebewesen, die mit ihnen in Kontakt kommen.
- Im Gegensatz zu mehr oder weniger giftigen chemischen (aber auch biologischen) Pflanzenschutz- oder -stärkungsmitteln können Menschen oder Tiere den aromatischen Sprühnebel getrost einatmen und besprühtes Gemüse oder Obst sofort essen.

Kräuteranbau: Essenzen steigern die Aromaproduktion

Am Ende dieses Buches schließt sich mit dem Bericht über einen Versuch mit der Aromatischen Pflanzenpflege im Kräuteranbau der Kreis der Anwendungsmöglichkeiten. Die Pflanzen, die uns ihre ätherischen Öle liefern, sollen mit ihren Düften auch ihresgleichen zu verstärkter Aromaproduktion anregen. Die ätherischen Öle haben bei der Aromatischen Pflanzenpflege die Funktion, die behandelten Pflanzen und Artgenossen an ihre »essentielle Aufgabe« gleichsam zu »erinnern«.

Das hat sich in einem Versuch bestätigt, der 1992 auf den Kanarischen Inseln stattfand. Auf La Palma haben die Schweizer *Ruth* und *Béla Hefty* eine Kräuteranbau-Gesellschaft mit Namen »La Bonita« gegründet, die von Vertrags-Anbauern Kräuter ankauft und aus den Pflanzen ätherische Öle gewinnt oder sie zu Tees und Drogen weiterverarbeitet. Die Heftys wollten auf der Finca »Alegria« (La Palma) auf einer Versuchsfläche von ca. 200 Quadratmetern innerhalb einer 3000 Quadratmeter großen Gesamtfläche einen Versuch mit den Präparaten starten.

Im Zeitraum vom 16. April bis 31. Juli 1992 wurden 25 Spritzungen auf fünf Kulturen vorgenommen. Es handelte sich um Flächen mit Majoran (*Origanum majorana*), Origano (*Origanum vulgare*), Thymian (*Thymus vulgaris*), Ysop (*Hyssopus officinalis*) und Zitronengeranie (*Pelargonium graveolens*). Die Wurzelpflege sowie die Kombination aus Blatt- und Blütenpflege (Mischung im Verhältnis 1 : 1) wurden in einer Verdünnung von 1 : 100.000 ausgebracht. Dieser Versuch hatte ein überraschendes und höchst erfreuliches Ergebnis. Alle Anbaupflanzen (mit Ausnahme der Duftgeranie) hatten im Durchschnitt ihren Gehalt an ätherischen Ölen fast verdoppelt. ✿

Anwendungsweise

Blüten-Pflege

Wirkungsweise: Die Aromatische Blüten-Pflege ist ein Pflanzenstärkungsmittel, bestehend aus hochfeinen, pflanzlich-ätherischen Ölen aus biologischem Anbau und Wasser. Diese Blütenessenzen stehen in organischer Resonanz zu den Blüten-, Frucht- und Samenfunktionen, fördern ihr farbig-strahlendes Aussehen und regen das Blühen und die Reifung an.

Aromatherapie von Pflanzen für Pflanzen! Die so behandelten Pflanzen werden gestärkt in der Widerstandskraft ihrer Blüten, Früchte und Samen gegen Krankheiten und »Schädlinge«.

Anwendung: Das Spritz-Präparat wird 100-fach mit Wasser verdünnt (ein Liter Wasser auf zehn Milliliter gleich innere Verschlusskappe Blüten-Pflege) und mit einem Wasserzerstäuber einmal wöchentlich auf die Blüten, Früchte oder Samen der Haus-, Topf- und Gartenpflanzen gesprüht. Morgens oder abends, aber nicht in der prallen Sonne, anwenden.

Hinweis: Bei Pflanzen mit Blüten und Blätter sollte man die Blatt- und Blüten-Pflege im Verhältnis 50 : 50 mischen und ausspritzen.

Blatt-Pflege

Wirkungsweise: Die Aromatische Blatt-Pflege ist ein Pflanzenstärkungsmittel, bestehend aus hochfeinen, pflanzlich-ätherischen Ölen aus biologischem Anbau und Wasser. Diese Blattessenzen stehen in organischer Resonanz zu den Blatt- und Sprossfunktionen anderer Pflanzen mit alle ihren Funktionen und stärken die biologische Widerstandskraft des grünen Sprosses und fördern die Blattfunktionen (Assimilation, Atmung, Wasseraufnahme und Ausscheidung).

Aromatherapie von Pflanzen für Pflanzen! Die so behandelten Pflanzen entwickeln natürliche Abwehrkräfte gegen »Schädlinge« und Erkrankungen.

Anwendung: Das Spritz-Präparat wird 100-fach mit Wasser verdünnt (ein Liter Wasser auf zehn Milliliter gleich innere Verschlusskappe Blatt-Pflege) und mit einem Wasserzerstäuber zwei- bis dreimal wöchentlich auf die Blattober- und Unterseiten der Haus-, Topf- und Gartenpflanzen gesprüht. Morgens oder abends, aber nicht in der prallen Sonne, anwenden.

Hinweis: Bei Pflanzen mit Blüten und Blätter sollte man die Blatt- und Blüten-Pflege im Verhältnis 50 : 50 mischen und ausspritzen.

Wurzel-Pflege

Wirkungsweise: Die Aromatische Wurzel-Pflege ist ein Bodenhilfsstoff, bestehend aus naturreinen hochfeinen pflanzlich-ätherischen Ölen aus biologischem Anbau und Wasser. Sie fördern das Bodenleben (Mikroflora und Mikrofauna) und damit die Bodenstruktur, welche die Aufnahme und Verwertung organischer Düngemittel verbessert. Die Wurzelaromen stärken das Wachstum und sämtliche Wurzelfunktionen. Dadurch wird die Widerstandskraft gegen Krankheiten und »Schädlinge« angeregt. Das Präparat wirkt über die organische Resonanz als Aromatherapie von Pflanzen für Pflanzen.

Anwendung: Das Präparat wird 100-fach mit Wasser verdünnt (ein Liter Wasser auf zehn Milliliter gleich innere Verschlusskappe Wurzel-Pflege) und ins Gießwasser beigemischt zur Pflege von Haus-, Topf- und Gartenpflanzen einmal pro Woche. Bei Pflanzungen vorher in die Löcher mischen oder auf Baumscheiben in die Erde der Pflanzbeete geben. Nicht in der prallen Sonne gießen.

Hinweis: Flaschen immer verschlossen halten. Vor Licht, elektromagnetischen Feldern und Hitze schützen. ✿

Der Autor

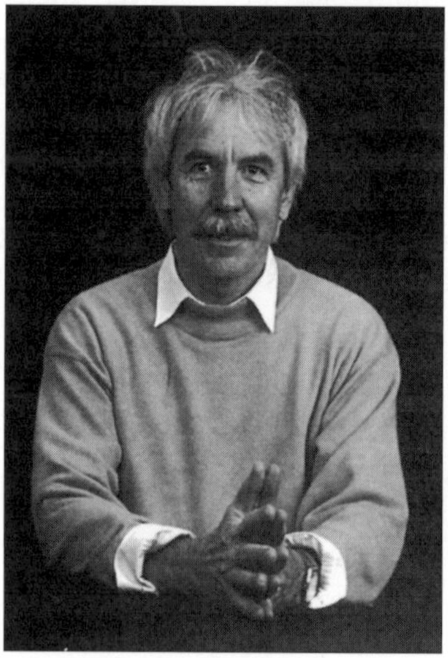

Dietrich Gümbel wurde 1943 in Königsberg/Ostpreußen (heute russisch Kaliningrad) geboren. Er studierte Biologie und Geografie an der Universität Bonn. Nach seinem Staatsexamen arbeitete er am Max-Planck-Institut für Gewässer-Ökologie (Limnologie) in Schlitz/Hessen. 1975 promovierte er an der Universität Gießen zum Dr. rer. nat. (Doktor der Naturwissenschaften).

Die dabei schmerzlich erfahrene materielle Einseitigkeit der Wissenschaft suchte Gümbel in der zunächst völligen Loslösung von dieser und in der Hinwendung zur Kunst, in der Malerei und Dichtung als Weg zur Überbrückung der vermeitlichen Gegensätze von Spiritualität und Wissenschaft.

Zwischen 1976 und 1979 veröffentlichte er sechs Gedichtbände mit Zeichnungen. Auch alle Aquarelle auf den farbigen Bildtafeln dieses Buches datieren aus dieser Periode.

In den achtziger Jahren wendete er sich wieder der Wissenschaft zu: Seine früheren Untersuchungen zu den ökologisch-biologischen Wirkungsbeziehungen am Beispiel der Gewässer führten ihn zur Betrachtung der Polarität von Bios (Lebewesen) und Kosmos (geistige Welt). In seinem grundlegenden Werk **Ganzheitliche Therapie mit Heilkräuter-Essenzen** (Heidelberg 1984) stellte er seine **Heilkräuter-Essenz-Therapie** als universellen Schlüssel für die gesamte Phytotherapie und Aromatherapie vor. Er beschreibt den Menschen auf dem Weg zur Einbeit von Bios und Kosmos und sieht in ihm den kommenden **Biokosmos Mensch.**

Seine Begegnung mit dem Buch **Die Antwort der Engel** (herausgegeben von Gitta Mallasz, Daimon-Verlag, Einsiedeln/Schweiz 1984) half ihm wesentlich, diese Welten auch in sich immer mehr zu vereinigen. Einer dieser Engelbotschaften hat Dietrich Gümbel besonders angesprochen:

»Wie können Wissenschaft und Religion eins werden? Im Neuen Licht wirst Du erkennen, dass sie eins sind. So wie Melodie und Rhythmus eins sind,

waren auch sie schon immer eins, eins und untrennbar.«

Diese Worte begeisterten ihn, weil er diese Wahrheit schon lange in sich gespürt hatte und er begründete eine neue ganzheitliche Biologie und Medizin, basierend auf den Menschen als Verkörperung der Einheit von Geist und Leib, von Himmel und Erde, die letztlich seinen Niederschlag in der **Cosmo-Therapie** fand.

Durch den physiologischen Vergleich zweier solch unterschiedlicher Organismen wie Mensch und Pflanze, konnte er die Stoffwechsel-Beziehungen von Blüten, Blättern und Wurzeln zu den drei Schichten der Haut und den drei Körperschnitten (Kopf, Ober- und Unterkörper) aufzeigen, die er später als »**Gesetz der organischen Resonanz**« definierte. Er bezieht die Pflanzenwelt mit ein und begründet die **Aromatische Pflanzenpflege** als ein Pflanzenstärkungsverfahren mit Hilfe energetisierter pflanzlich-ätherischer Öle (Aromatherapie von Pflanzen für Pflanzen).

Basierend auf der Keimesentwicklung (Embryologie) und dem Vergleich der Entwicklung aller Sinnesorgane, studierte der Pionier-Biologe die Entwicklung der Hirnanhangdrüse (Hypophyse) und wies nach, dass diese durch ihre Entwicklung ein echtes Sinnesorgan ist. Dietrich Gümbel definierte die Hirnanhangdrüse im wissenschaftlichen Sinne als erster als **sechstes Sinnesorgan**, als Sitz des Sebstbewusstseins (Selbstsinn).

Aufbauend auf diesen Erfahrungen in der Behandlung mit Heilkräuter-Essenzen beschäftigte er sich mit den Resonanzbeziehungen von Farben, Tönen und Edelsteinen im Menschen und entdeckte die Bedeutung der **sieben Sinne** als Schlüsselorgane zu den in »**Die Antwort der Engel**« verkündeten sieben Schöpfungs- oder Schwingungsebenen im Menschen, wobei er deren energetische Verbindung zu den inneren Organen, zu den Farben, Tönen und Edelsteinen aufzeigte.

Die Sinnesorgane sind dabei die Tore, die die innere geistige Welt im Menschen mit der äußeren materiellen Welt verbinden. Entsprechend hat er dies in seinem Buch **Heilen durch die Sinne – Die Cosmo-Therapie** (Heidelberg 1998) dargestellt, wobei er die Weiterentwicklung der einseitig materialistisch orientierten **Wissenschaft** zu einer **neuen ganzheitlichen und »sinn-vollen« Wissenschaft** fordert und definiert, in dessen Mittelpunkt der **ganze Mensch** aus Geist, Seele und Leib steht.

Der Schlüssel für dieses Verständnis liegt in seiner Darstellung der ganzheitlichen Funktion des menschlichen Herzens, welches im anatomischen Sinne ein **siebentes Sinnesorgan** und im geistigen Sinne ein »sinn-machendes Organ« ist. Die Sinnesfunktion des Herzens als Grundlage aller anderen Sinnesfunktonen ist ein **ganzheitliches Fühlen und Wahrnehmen.** Sie führt uns zu **Erkenntnis** und **Liebe.** Er legt anschaulich dar, dass das Herz genetisch betrachtet ein »organ-gewordener« Ausdruck für den **Sinn des Lebens** ist, für den wir uns erst noch öffnen müssen, damit sich das Göttliche in uns entfalten und zu einer neuen Leiblichkeit durchlichten kann.

Dietrich Gümbel lebt heute im Elsass/Frankreich, wo er die Cosmo-Therapie publizistisch sowie durch lehrende Tätigkeit verbreitet und neue ganzheitlich wirkende Präparate entwickelt, die in den verschiedensten therapeutischen Berufen zur Anwendung kommen. Sein Motto lautet: »**Kämpfe nicht gegen die Krankheit – Stärke die Gesundheit**«, welches für ihn auch der Schlüssel für eine »**Kosmische Landwirtschaft**« ist. ✿

Literatur

Goethe, J. W.: Die Metamorphose der Pflanzen, 1790

Gümbel, Dietrich: Heilen durch die Sinne – Die Cosmo-Therapie, Karl F. Haug-Verlag, Heidelberg 1998

Gümbel, Dietrich: Wie neugeboren mit Heilkräuter-Essenzen und Farben, Heidelberg 1995

Gümbel, Dietrich: Ganzheitliche Therapie mit Heilkräuter-Essenzen, Heidelberg 1996

Gümbel, Dietrich: Cosmo-Calender, 13 Aquarelle von D. Gümbel, F-68140 Gunsbach 1999 mit Zitaten aus dem Buch: Die Antwort der Engel (Hrsg. Gitta Mallasz, Daimon-Verlag, CH-Einsiedeln). Der Kalender ist über den Autor beziehbar.

Steiner, Rudolf: Geisteswissenschaftliche Grundlagen zum Gedeihen der Landwirtschaft, Dornach 1963

Bezugsquellen

für Spritzmittel, Cosmo-Calender und Aquarellpostkarten

a) Spritzmittel für Haus und Garten:

OLV-Shop
Postfach 1139
D-46500 Xanten
Telefon: 02801/ 3488
Telefax: 02801/71703
E-Mail: info@olv-verlag.de
Internet: www.olv-verlag.de
in der Suchleiste unter
OLV-Shop

b) Spritzmittel für Landwirtschaft und Gartenbau; Cosmo-Calender und Aquarellpostkarten:

Aromatische Pflanzenpflege Dr. Gümbel
10, rue A. Schweitzer
F-68140 Gunsbach/Elsass
Telefon: 0033/389 77/07 24
Telefax: 0033/389 77/26 33
E-Mail: Dr.Guembel@waradoo.fr
Internet: www.cosmotherapy.de

Sachverzeichnis